DE

L'HYSTÉRECTOMIE VAGINALE EN FRANCE

PAR

Le Docteur Alfred GOMET

Ancien Interne en Médecine et en Chirurgie des Hôpitaux de Paris,
Médaille de Bronze de l'Assistance publique.

PARIS
G. STEINHEIL, ÉDITEUR
2, RUE CASIMIR-DELAVIGNE, 2

1886

DE

L'HYSTÉRECTOMIE VAGINALE EN FRANCE

HAVRE. — IMPRIMERIE DU COMMERCE, 3, RUE DE LA BOURSE.

DE

L'HYSTÉRECTOMIE VAGINALE EN FRANCE

PAR

Le Docteur Alfred GOMET

Ancien Interne en Médecine et en Chirurgie des Hôpitaux de Paris,
Médaille de Bronze de l'Assistance publique.

PARIS
G. STEINHEIL, ÉDITEUR
2, RUE CASIMIR-DELAVIGNE, 2

1886

DE

L'HYSTÉRECTOMIE VAGINALE EN FRANCE

INTRODUCTION

Suivant le conseil de notre excellent maître M. le professeur Trélat, et frappé du grand nombre d'opérations faites à Paris en peu de temps, nous avons cru qu'il serait utile de réunir tous les documents publiés en France sur l'hystérectomie vaginale. Nous devons dire que nous entendons par les mots hystérectomie, ou encore kolpo-hystérectomie l'extirpation totale par le vagin de l'utérus occupant sa place dans la cavité pelvienne entre la vessie et le rectum. Nous ne nous occuperons nullement des cas d'ablation de l'utérus prolabé.

Après avoir fait l'historique de la question, nous donnerons les observations que nous avons pu recueillir avec le manuel opératoire mis en pratique par chaque chirurgien.

Nous passerons en revue les accidents qui peuvent

survenir dans les divers temps de l'opération; nous traiterons des indications, des contre-indications, de la valeur de l'opération et nous terminerons par les conclusions qui nous semblent découler de toutes les observations.

Si nous avons réussi à mettre en lumière le point où en est aujourd'hui en France cette grande opération, le mérite en revient moins à nous-même qu'à nos chers maîtres M. le professeur Trélat. MM. Terrier, Richelot, chirurgiens des hôpitaux qui nous ont aidé de leurs conseils et à qui nous devons toute notre reconnaissance.

Nous remercions M. le Dr Péan, chirurgien des hôpitaux pour la bienveillance avec laquelle il a mis à notre disposition tous ses documents et ses observations inédites.

Que nos chefs de service MM. les professeurs Trélat, Hardy, Guyon, MM. Blachez, Monod, Landouzy, Déjerine, professeurs agrégés, Luys, Mauriac, Gombault, Moizard, Voisin, médecins des hôpitaux, veuillent bien agréer nos remerciements pour leurs bons enseignements et l'accueil bienveillant qu'ils nous ont fait.

Que notre vénéré maître, M. le professeur Trélat, qui nous a guidé dans ce travail et qui nous a fait l'honneur d'accepter la présidence de notre thèse, reçoive l'expression de notre vive gratitude.

HISTORIQUE

C'est à l'illustre Récamier que revient l'honneur d'avoir déterminé, en 1829, d'une façon nette et précise, dans ce qu'il a d'essentiel le procédé opératoire pour l'extirpation totale de l'utérus par le vagin.

Avant lui, il est vrai, Sauter, Siebold, Lagenbeck, Holscher, Blundell, Lizars ont pratiqué cette opération, mais sans se préoccuper de l'un des accidents les plus redoutables, à savoir l'hémorrhagie.

Le grand mérite de Récamier n'est pas seulement d'avoir érigé en principe « de poser des ligatures avant la section des ligaments de la matrice ou de ne lier que la partie inférieure du ligament large, c'est-à-dire, l'artère utérine, » mais encore d'avoir insisté sur les indications et contre-indications de l'extirpation dans les cas de cancer de l'utérus. Comme nous le verrons dans l'exposition détaillée de son opération il abaissait préalablement le col, il avait un instrument spécial pour exercer des tractions sur l'utérus en prenant un point d'appui sur sa face interne, dans le cas où le col trop friable cède aux tractions avec la pince de Museux, il faisait la ligature préalable des ligaments larges, il faisait basculer l'utérus pour sectionner ses attaches postérieures.

Les chirurgiens allemands, trop oublieux du nom de

Récamier, n'ont apporté à son procédé que des modifications peu importantes, souvent même insignifiantes, et il semble qu'ils ont été beaucoup plus soucieux d'attacher leur nom à un procédé opératoire que de rendre un service réel à la chirurgie. C'est d'ailleurs la conclusion qui ressort naturellement des violentes discussions qui s'élevèrent en Allemagne au sujet de la priorité de la rénovation de l'hystérectomie vaginale.

Nous pouvons dire, à la gloire de la chirurgie française qu'à part les questions de détail, le procédé de Récamier est aujourd'hui employé par la plupart des opérateurs, et nous sommes absolument de l'avis de M. Demons, ce ne serait que justice de dénommer la kolpohystérectomie : opération de Récamier.

Quatre mois après le beau début de Récamier, Roux fait deux fois l'hystérectomie ; de ses malades, l'une meurt au bout de trente-six heures, l'autre au bout de vingt-quatre.

La même année, Gendrin essaie un nouveau procédé sur le cadavre ; Taral publie un mémoire sur les cas connus et préconise une nouvelle méthode.

L'année suivante, en 1830, Delpech, dit-on, extirpe par la voie vaginale un utérus cancéreux.

Dès lors cette opération tombe dans le plus complet oubli et, de 1830 à 1882, époque pourtant féconde en célébrités chirurgicales, on ne fait en France aucune tentative.

Parmi les auteurs justement réputés, les uns ne mentionnent même pas l'hystérectomie vaginale, les autres la jugent sévèrement et n'en parlent que pour la proscrire, aucun ne la recommande, même timidement.

Voyons, en effet, les opinions émises sur son compte.

Dupareque passe en revue les opérations connues et conclut ainsi : « on sera autorisé à se demander s'il ne serait pas plus avantageux pour l'humanité et pour la science elle-même d'abandonner une opération qui pour un bien petit nombre de succès, présente tant de chances périlleuses ».

Lisfranc ne la conseille pas.

Boyer la rejette absolument.

Velpeau n'a pas le moindre enthousiasme pour cette opération : « craignant d'abuser des moments du lecteur, il ne veut pas discuter quelle méthode mérite la préférence ; car, dit-il, comme personne n'entreprendra l'opération (si jamais on la renouvelle) sans y avoir longuement réfléchi ; il est probable que chacun se croira en droit de modifier encore ces différentes méthodes ».

Marjolin y est opposé.

Sédillot, après avoir dit quelques mots des procédés de Sauter, Siebold, Lagenbeck, Récamier, Dubled, donne cette appréciation : « presque toutes les femmes auxquelles on a pratiqué cette opération sont mortes au bout de quelques heures, de quelques jours ou de quelques mois. Celles qui échappaient à l'hémorrhagie ou à la péritonite presque inévitable, succombaient tardivement dans le marasme. La malade de Récamier qui parut si parfaitement guérie, succomba à la fin de la première année de sa cure ».

Quelle méthode, quel procédé pourrions-nous recommander ?

S'abstenir semble un devoir en présence de pareils insuccès.

Aran va plus loin : « l'extirpation de l'organe tout entier est une de ces folies chirurgicales qui ne tenteront personne aujourd'hui, même ceux qui, à l'exemple de Langenbeck seraient disposés à croire à la possibilité de pratiquer cette extirpation sans ouvrir le péritoine ».

Nélaton la rejette tout à fait : « quant à l'amputation partielle du corps de l'utérus, à l'extirpation de la matrice cancéreuse, qu'il nous suffise de dire qu'elles ont été tentées. Un succès obtenu par hasard ne saurait légitimer une semblable tentative ».

M. A. Guérin est sceptique à l'excès : « l'utérus ne devant être extirpé que dans les cas de cancer, affection qui récidive presque toujours. Je trouve beaucoup plus sage de laisser les malades mourir de leur maladie que de chercher à les guérir par une opération qui a tué plus de femmes qu'elle n'en a sauvé. Récamier a tenté six ou sept fois l'extirpation de la matrice et toujours la mort a suivi de près l'opération. Je sais bien que plusieurs observations de guérisons ont été publiées, mais pour me convertir à une semblable pratique, il faudrait qu'après avoir assisté à ces opérations je pusse vérifier par moi-même que les malades n'y ont pas succombé. Jusque-là je regarderai l'extirpation comme une opération qu'il est inutile de décrire ».

En 1875, Coudereau, convaincu de la possibilité de l'ablation totale de l'utérus cancéreux par la vulve, fit à l'école pratique de la Faculté, avec ses amis Collineau et Delaunay une quinzaine d'opérations. Sa principale préoccupation était de ne pas ouvrir le péritoine. Son procédé, publié dans la tribune médicale, nous paraît assez compliqué et difficile à juger, il n'a été employé, que nous sachions du moins, par aucun opérateur, et cela se comprend, aujourd'hui que le respect du péritoine est le moindre souci du chirurgien.

Malgré les succès que cette opération donnait depuis 1878 en Allemagne, en Suisse, en Angleterre et en Italie, les chirurgiens français ne semblaient pas vouloir s'en souvenir. Et ce n'est qu'en 1882 que M. Péan commença la série des opérations que nous relatons dans l'ordre chronologique.

Aujourd'hui, l'hystérectomie vaginale semble entrer dans la pratique courante, le nombre des observations va rapidement croissant; nous ne doutons pas que les beaux succès obtenus n'entraînent les chirurgiens encore hésitants.

OBSERVATION

Cancer de l'utérus. — Hystérectomie vaginale. — Guérison. —
Par **J.-C.-A. Récamier.**

Madame B..., âgée de 50 ans, brodeuse en éventails, d'un tempérament éminemment nerveux et impressionnable, est née de parents sains, et a été réglée à 12 ans 1/2. Mariée, elle devint mère à 21 ans, à 28, et enfin à 35. Une fille, qui est le troisième de ses enfants, nourrie par elle-même, a seule survécu; les deux autres sont morts en bas âge. Madame B..., a joui d'une bonne santé jusqu'à sa quarante-cinquième année; mais, à cette époque, elle eut un ictère de six semaines, et pendant quatre mois et demi, ses règles furent incomplètement suspendues ; mais elles reprirent ensuite leur cours ordinaire. La santé de Madame B... se soutint jusqu'à quarante-neuf ans, alors les règles diminuèrent et devinrent irrégulières, avec des douleurs obtuses dans le siège et un sentiment de lassitude dans les régions lombaires ; pendant huit mois, ces symptômes augmentèrent, et il s'y joignit bientôt l'écoulement d'un fluide d'abord séreux et ensuite sanieux d'une fétidité insupportable.

Le 23 juillet 1829, la malade s'étant présentée à l'Hôtel-Dieu, je trouvai à trois pouces de profondeur, dans le vagin, la base de la lèvre antérieure du museau de tanche, en arrière de laquelle le doigt pénétrait profondément dans un ulcère sordide et fongueux qui s'étendait jusque sur la paroi recto-vaginale et remplaçait la lèvre postérieure du museau de tanche, dont il ne restait plus trace. Lorsqu'on pressait avec le doigt sur la saillie qui, derrière la vessie, représentait la lèvre antérieure, on sentait que l'utérus était mobile. En portant l'index dans le rectum, on trouva cet intestin parfaitement sain et mobile, sur une tumeur au-dessus de laquelle on en sentait une seconde, mais l'index ne pouvait atteindre le sommet de cette dernière qu'en l'abaissant par une compression faite sur l'hypogastre. Lorsque par le rectum on soulevait la tumeur inférieure, en la portant en avant, on distinguait dans le fond de l'hypogastre la tumeur supérieure et même un peu l'inférieure qui, en avant comme en arrière en était séparée par un sillon assez facile à reconnaître, à cause du peu d'embonpoint de la malade. On pouvait faire deux suppositions sur ces deux tumeurs : ou l'inférieure était l'utérus dont le col était détruit et la supérieure, une bosselure ; ou bien, la supérieure était l'utérus lui-même et l'inférieure le col tuméfié de ce dernier organe ; la liberté du rectum en arrière et de la tumeur en avant autorisait à s'arrêter à la dernière de ces suppositions. Madame B..., ne présentait, au reste, nullement l'aspect de la cachexie cancéreuse ; sa peau était un peu colorée, mais n'avait encore rien de la teinte jaunâtre qui accompagne les affections organiques de l'utérus ; d'ailleurs elle annonçait du courage.

Le 24 juillet, la dame B... étant entrée à l'Hôtel-Dieu, salle St-Lazare, n° 9, je priai M. le Dr Breschet, chirurgien-adjoint de l'Hôtel-Dieu, d'examiner la malade avec moi, et il reconnut l'état que je viens de décrire, ainsi que M. le Dr Patrice. La nature de la maladie, son étendue et son issue funeste étant également certaines, je discutai la possibilité de l'ablation de l'organe malade, dont les annexes paraissaient en bon état, chez un sujet qui ne présentait pas encore les phénomènes de la cachexie cancéreuse.

Voici comment le plan que j'avais arrêté fut mis à exécution, le 26 juillet, en présence de M. le professeur Marjolin, chirurgien en chef de l'hôpital Beaujon, qui reconnut l'état que j'ai décrit plus haut, de M. Breschet, chirurgien-adjoint de l'Hôtel-Dieu; de M. le docteur Blandin chirurgien-adjoint de l'hôpital Beaujon; de M. le docteur Patrice, ancien chef de clinique à l'hospice de Perfectionnement; de plusieurs médecins français et étrangers et des élèves de la clinique.

1° La malade fut mise sur un lit, un peu incliné, comme pour l'opération de la taille. Si le ventre eut été flasque, j'aurais placé les épaules au niveau du bassin, afin de prévenir la précipitation des intestins; mais je ne les aurais pas mises plus bas, afin de conserver assez d'inclinaison pour que le sang s'écoulât au dehors et m'avertit immédiatement de toute hémorrhagie;

2° Je saisis les restes de la lèvre antérieure du museau de tanche, en portant une des branches d'une forte pince-érigne dans l'orifice ulcéré, et l'autre sur la partie antérieure derrière l'urètre.

3° Dès que j'eus commencé l'abaissement de la tumeur, il me fut facile de juger que ce premier point d'appui de nécessité n'était pas solide et ne pouvait me servir qu'à faciliter le placement plus avantageux d'une seconde pince-érigne, dont je plaçai un des mors sur le côté gauche, et l'autre sur le côté droit de la tumeur déjà un peu abaissée;

4° Ces deux pinces réunies me donnèrent un point d'appui suffisant pour abaisser l'extrémité inférieure de la tumeur jusqu'à la vulve.

5° J'examinai par le rectum si je pouvais augmenter l'abaissement, et je reconnus alors distinctement l'étendue des deux tumeurs que je fis descendre un peu plus bas : je constatai de nouveau l'état sain du rectum et sa mobilité sur la tumeur ; mais je reconnus en même temps l'impossibilité de placer avec sûreté aucune ligature sur la partie inférieure du ligament large, c'est-à-dire sur l'artère utérine, avant de m'être ménagé les moyens de passer le doigt derrière ce ligament.

6° J'examinai les rapports du vagin avec la tumeur et avec la vessie en avant, et dès que j'eus reconnu qu'aucun repli vésical n'était engagé sous le vagin près des griffes de la pince, j'incisai transversalement le vagin seulement sur la partie antérieure et inférieure de la tumeur, en conduisant avec l'extrémité de l'index de la main gauche un bistouri convexe boutonné.

7° Le vagin incisé de droite à gauche, je vérifiai aussitôt la densité du tissu cellulaire subjacent avec l'index, qui avait conduit le bistouri, en le promenant sur la tumeur de droite à gauche et en remontant peu à peu. De cette manière, je logeai les deux premières phalanges de ce doigt entre la vessie et la tumeur, avant d'arriver au sillon qui séparait le col tuméfié du corps de l'utérus, et au repli du péritoine qui est entre la partie antérieure et inférieure du corps de l'utérus et la partie correspondante du bas-fond de la vessie. J'évitai de me servir du bistouri, afin de ne risquer d'entamer ni ce dernier organe, ni la tumeur, ni les uretères.

8° Alors je portai, le long de l'index engagé, le bistouri convexe, j'ouvris le repli du péritoine en suivant rigoureusement la surface de la tumeur et du corps de l'utérus et j'engageai immédiatement l'index dans le péritoine sur le corps de la matrice ;

9° Aussitôt, avec un bistouri boutonné herniaire droit, porté le long de mon doigt, j'agrandis l'ouverture du péritoine à gauche et à droite, et je pus porter facilement deux doigts au-dessus du corps de l'utérus, dont j'augmentai l'abaissement ;

10° Avec le même bistouri boutonné je coupai de haut en bas les deux tiers supérieurs du ligament large gauche, en rasant le bord gauche de l'utérus jusque vers le sillon qui le sépare du col, et immédiatement après, j'en fis autant du côté droit, sans qu'il partit un seul jet de sang.

L'index de la main gauche accompagnait et guidait mon bistouri. La section des ligaments étant faites pendant leur tension, avec un bistouri peu tranchant, je regardais comme impossible que la section de la petite artère ovulaire put donner lieu à une hémorrhagie importante contre laquelle j'avais d'ailleurs en réserve divers moyens répressifs ; d'abord, j'aurais serré et tordu l'extrémité du vaisseau ou du moins l'endroit d'où j'aurais vu jaillir le sang, avec les ongles de l'index gauche et du pouce ; et si l'hémorrhagie avait continué, j'aurais passé une aiguille très courbe avec un fil et j'aurais posé un serre-nœud : ou bien j'aurais embrassé le ligament coupé à l'endroit de l'hémorrhagie, avec une lame de plomb recourbée, comme une pince, que j'aurais serrée et laissée en place, après lui avoir adapté un fil pour la retirer plus tard. Afin de rendre ces différentes manœuvres faciles en cas de nécessité, j'eus soin de ne couper que lentement les ligaments larges ; de cette manière, je me ménageais la facilité de retenir, près de la vulve, le point d'où partirait le sang. Après l'opération, MM. Patrice et Breschet, pensèrent qu'un bistouri fait à la lime, qui couperait en sciant ou en déchirant donnerait une sûreté de plus contre l'hémorrhagie, je fus entièrement de leur avis et je propose de le faire courbe; car le bistouri courbe m'eut été plus commode que celui que j'ai employé. Au reste, on sentira à la réflexion qu'une artère aussi petite que l'artère ovulaire, coupée d'une manière quelconque dans le moment d'une tension aussi grande que celle qui est nécessaire pour abaisser l'utérus, éprouve immédiatement une rétraction si forte, qu'il est impossible qu'elle donne une hémorrhagie sérieuse.

11° Les deux tiers supérieurs des deux ligaments larges coupés comme je viens de le dire, je portai aussitôt l'index de la main gauche derrière le reste du ligament large droit qui venait d'être coupé le dernier, et plaçant le pouce de la même main en avant et en dehors, je saisis le tiers inférieur restant du ligament, entre ces deux doigts, qui guidèrent l'aiguille courbe montée sur un manche et percée vers sa pointe, avec laquelle je passai un fil fort pour embrasser cette partie restante du ligament large dans laquelle se trouve l'artère utérine. L'aiguille retirée et un serre-nœud posé sur le fil à droite, je fis la même chose à gauche, en les serrant modérément, afin d'éviter les accidents de l'étranglement ; j'eus soin avec l'index d'écarter un peu les ligaments appliqués contre les côtés de l'utérus par l'abaissement, tandis qu'avec le pouce extérieurement, je poussais au dehors les ondulations du vagin replié sur lui-même, à sa partie inférieure, afin que la ligature tombât sur sa partie supérieure, sans quoi, je n'aurais pu la serrer sans causer un tiraillement fâcheux.

12° Après avoir posé les deux ligatures dont je viens de parler. je repris le bistouri boutonné herniaire droit et replaçant l'index gauche derrière la ligature droite, et le pouce en avant, j'achevai la section du ligament large droit, en rasant la partie latérale droite de la tumeur et en protégeant le fil de la ligature avec les doigts ; je rentrai dans le vagin en coupant à droite, au-dessous de la tumeur. Je procédai ensuite à gauche comme à droite, sans qu'il y ait eu un seul jet de sang. Il est indispensable d'employer pour cette partie de l'opération un bistouri dont le tranchant ne soit pas plus fin que celui d'un bistouri boutonné herniaire, sans quoi, l'opérateur pourrait se couper les doigts avant de le sentir.

13° La section du tiers inférieur du ligament large étant faite de chaque côté, l'utérus et la tumeur sortirent en entier de la vulve ; alors je portai sur le repli du péritoine qui est entre la matrice et le rectum, le bistouri boutonné herniaire que je n'avais pas quitté et j'incisai ce repli en dirigeant son tranchant obliquement de haut en bas et d'arrière en avant, de sorte qu'après avoir coupé le repli péritonéal je fis agir l'instrument en même temps par pression, avec le plat de la lame du côté du rectum, et avec le tranchant dirigé contre la tumeur ; c'est de cette manière qu'avec la plus grande facilité, j'ai, dans l'espace de deux pouces un quart, séparé la tumeur du rectum, sans entamer ni l'un ni l'autre, après quoi je terminai l'opération en coupant le vagin postérieurement au-dessous de l'ulcération.

Cette opération a duré vingt minutes ; je pense que le procédé opératoire étant actuellement bien déterminé, et les circonstances plus favorables que celles dans lesquelles je me suis trouvé, on peut économiser plusieurs minutes sur la durée totale de l'opération.

Pansement.

Les deux serre-nœuds placés à la partie supérieure de la vulve, les filsfurent relevés sur les aines; je m'assurai que l'épiploon était réduit et aucun intestin engagé; la malade fut placée horizontalement avec un simple oreiller sous la tête; il n'y a point eu d'autre pansement ce jour-là.

J'avais pris la précaution de vider les gros intestins par un lavement donné la veille et le matin de l'opération, je lui défendis de faire des efforts pour uriner : un élève fut chargé de vider la vessie de temps en temps et s'il paraissait une hémorrhagie, d'appliquer des compresses d'eau froide sur la vulve, les cuisses et le ventre. Je ne crus pas d'autres précautions nécessaires pour le moment. Récamier, ajoute, que pendant l'opération, une appendice épiploïque s'est montrée à la vulve, qu'il l'a réduite et qu'elle n'a plus reparu. Il n'a pas été dérangé par la sortie des intestins à laquelle, dit-il, il s'attendait.

Suites de l'opération.

1er jour. La réaction est très modérée après une concentration également modérée, et le ventre, souple et sans douleur, est un peu au-dessous du niveau du pubis; catéthérisme, quoique les urines s'écoulent librement; il n'y a aucune espèce d'écoulement par la vulve; sommeil pendant la nuit.

2e jour. Le pouls donne quatre-vingt-dix pulsations par minute; le soir, le ventre est moins affaissé, il est au niveau du pubis et sans douleur : on fait une saignée de six onces, on applique sur le ventre un cataplasme de farine de graine de lin, on donne l'infusion de graine de lin pour boisson et on continue le catéthérisme; sommeil pendant la nuit. Le sang était couenneux.

3e jour. La fréquence du pouls continue, le ventre est plus élevé que le pubis, il devient sonore, sans douleur, sans émission de gaz par bas, comme sans selles. Quoique la malade puisse uriner sans secours étrangers, je fais continuer le catéthérisme afin d'éviter les efforts. Même cataplasme, même boisson; une saignée de six onces le soir donne un sang couenneux comme celui de la veille.

4e jour. La fièvre est un peu plus prononcée, le pouls s'élève à cent pulsations, le ventre est plus développé et plus sonore. On fait dès le matin une saignée égale aux autres ; elle donne un sang à peu près semblable ; cependant il contient un peu plus de sérosité. Même traitement d'ailleurs en y joignant un grain de calomel répété trois fois. Le soir, le ventre est plus tendu et plus sonore, cependant il n'est douloureux que dans la région iliaque droite; les serre-nœuds ne causent aucune douleur, leurs fils ne sont point tendus; il n'y a point de selles ni d'émission de gaz par bas. On applique sur le côté droit du ventre quarante sangsues qui rendent très peu. On continue de sonder la malade, afin d'éviter les efforts ; elle supporte bien les cataplasmes sur le ventre.

5e jour. La fièvre est modérée, la douleur de la région iliaque droite est très diminuée ; le ventre est encore ballonné, sans selles et sans émission de gaz ; je dégage les serre-nœuds, sans retirer les fils ; on applique de nouvelles sangsues : on donne deux fois, à deux heures d'intervalle une pilule contenant un grain de calomélas et un quart de grain d'extrait de belladone. A quatre heures, le ballonnement du ventre est augmenté, la malade est agitée, et attribue son agitation aux pilules. On donne un bain d'eau tiède d'une demi-heure; la malade en est soulagée et rend par bas des vents pendant la nuit.

Même cataplasme, même boisson.

6e jour. La malade éprouve un sentiment de soulagement, la fièvre est modérée, le ventre est encore ballonné mais peu sensible et seulement vers les deux régions iliaques. Je prescris des sangsues sur ces dernières; elles sont appliquées aux aines, la malade s'agite au sujet de cette erreur, malgré un bain tiède, après lequel on applique de nouvelles sangsues sur les régions iliaques. On donne un second bain également d'une demi-heure; la malade y rend des flatuosités et une selle après ; elle dort pendant la nuit.

7e jour. Fièvre modérée; pouls à cent pulsations par minute, peau halitueuse ; ventre moins élevé et moins sonore, peu sensible au toucher. On donne du bouillon de veau et on continue les cataplasmes et l'infusion de graines de lin.

Vers le milieu du jour, tranchés et douleurs dans la région iliaque gauche et un peu à droite. Une traction légère des fils des ligatures ne cause aucune douleur ; l'examen du vagin n'y fait reconnaître aucune dureté ; il est souple ; déjà la partie postérieure de la vessie adhérait à la partie antérieure du rectum. Les ligatures n'étant pas tombées, je crois devoir m'opposer à cette réunion primitive, je sépare les deux organes et je procure l'écoulement d'une once environ d'un fluide rendu brunâtre par un peu de sang et d'une odeur assez fétide. Je prescris un lavement, suivi de vingt sangsues sur les flancs et d'un bain tiède ; même boisson.

Vers le soir, la malade rend une selle et le ventre se détend ; je fais écouler du fond du vagin, où il stagnait, un fluide brunâtre, plus fetide encore que celui du matin. Cependant la fièvre est fort diminuée, la peau souple, la bouche et la langue humides, comme les jours précédents, la malade désire du bouillon, qui lui est accordé.

8e jour. Deux selles molles pendant la nuit ; émission de flatuosités par le rectum, diminution de la fièvre, point de chaleur à la peau, affaissement du ventre, qui ne reste douloureux en aucun point ; sentiment du besoin d'aliments ; bouillon avec fécule, eau de riz sucrée.

9e jour. Continuation de la diminution du volume du ventre, diarrhée bilieuse, saveur de pourri à la gorge, et cependant bouche et langue humides et en bon état ; mais fréquence du pouls qui est à cent quinze pulsations par minute : point de chaleur à la peau et cependant peu de sommeil, grande fétidité du fluide séreux, trouble et grisâtre que je fais écouler en pressant sur la partie postérieure du vagin.

Jusque-là je n'avais voulu faire aucune injection dans le vagin ; je ne sais quelle crainte m'arrêtait, relativement au passage de l'injection dans le péritoine ; mais dès que j'eus réfléchis que j'avais fait disparaître la fétidité du pus des empyèmes et la fièvre lente qui en dépendait, en tenant la plèvre malade seulement remplie d'eau, qu'on empêchait de s'écouler trop rapidement au moyen d'un tampon de charpie, enfermé dans un linge, et en la remplaçant à à mesure qu'elle s'écoulait, je cessai de redouter l'entrée de l'eau dans le péritoine, en supposant que les adhérences supérieures n'y missent pas déjà un obstacle suffisant et je commençai à remplir le vagin avec de l'eau à 20° R. On continua les bains tièdes à cause de la fréquence du pouls qui était beaucoup plus grande que celle qui avait eu lieu pendant la fièvre traumatique.

10e jour. Ventre affaissé et sans douleur, mais fréquence du pouls à cent vingt pulsations par minute : point de chaleur à la peau, diarrhée bilieuse fréquente, appétit.

Réfléchissant alors que les ligatures, dont les serre-nœuds étaient retirés depuis cinq jours, ne portaient point sur un pédicule isolé, que par conséquent je n'avais point de chute d'escarres à attendre, et qu'elles n'étaient qu'un corps étranger désormais inutile, je les retirai avec précaution et fis tenir le vagin constamment rempli d'eau tempérée, en faisant attention à ce que la seringue dont on se servait et qui contenait quatre onces d'eau, fût toujours exactement remplie afin qu'aucune bulle d'air ne fut portée dans le fond. J'eus soin en faisant écouler le liquide qui stagnait, de placer une main sur l'hypogastre et d'empêcher que l'air ne le remplacât. Avec ces simples précautions, la fétidité diminua immédiatement. L'agitation cessa et le sommeil fut moins mauvais. Légers potages.

11e jour. Sommeil, appétit, quoiqu'il reste encore une saveur désagréable à la gorge ; suspension de la diarrhée et diminution de la fréquence du pouls, état d'amélioration tout à fait remarquable ; diminution de l'odeur désagréable de la suppuration, qui est moins diffluente.

12e jour. Il n'y a plus de chaleur à la peau ; le pouls a encore de la fréquence, le ventre est souple ; la suppuration n'a plus que l'odeur fade vaginale ; on continue les injections d'eau, on donne encore un bain ; la saveur désagréable de la gorge persiste il y a encore plusieurs selles jaunâtres liquides, malgré douze grains de diascordium.

13e jour. Apyrexie, palpitations nerveuses, point de selles, suppuration abondante et inodore, appétit, potages.

14e jour. Selle naturelle ; de ce jour jusqu'au vingtième amélioration successive.

La malade se lève tous les jours deux fois sur un fauteuil, la suppuration diminue de jour en jour, l'appétit et le sommeil sont bons, les forces se rétablissent. Le ventre est affaissé au-dessous du niveau du pubis, comme avant l'opération et on peut le palper profondément dans toutes ses régions sans causer la moindre douleur. Ces faits ont été constatés ce jour-là, par M. le Dr Moreau, membre de l'Académie royale de médecine et professeur d'accouchements, agrégé de la Faculté de Paris, qui a touché la malade avec moi et a reconnu la nature louable du pus et le bon état de la plaie qui le fournit et qui diminue chaque jour ; on reconnaît en avant une surface étendue formée par la partie postérieure de la vessie et en arrière la colonne lisse et polie du rectum.

22e jour. L'amélioration générale continue et la malade commence à se promener dans la salle.

27e jour. L'examen de la malade par M. Breschet et par moi, nous fait reconnaître à trois pouces de hauteur le haut du vagin formant un anneau souple, pouvant à peine admettre le doigt et communiquant avec un cul-de-sac de la profondeur des deux tiers de la première phalange de l'index, borné en avant par le fond de la vessie et en arrière par le rectum, déjà réunis en voûte. La cicatrice marche de haut en bas, et converge vers l'anneau formé par le vagin qui tend à se fermer ; car il se rétrécit de jour en jour. Il n'y a presque plus de suppuration évidente et surtout point d'odeur. M. Breschet déclare la malade guérie des suites de l'opération. Depuis les progrès de la cicatrice, la malade laisse parfois échapper un peu d'urine pendant le sommeil.

Le 25 août, trente-unième jour de l'opération, M. le professeur Caillot, doyen de la Faculté de médecine de Strasbourg, M. le professeur Désormeaux et M. le docteur Patrice, ont constaté :

1° le bon état du vagin et du reste de la plaie de l'opération, qui ne forme plus qu'un cul de poule souple et ne fournit ni suppuration, ni autre écoulement sensible ; 2° le bon état de toutes les sécrétions et excrétions, et des autres fonctions de la malade qui se lève, marche, a de l'appétit, digère et dort parfaitement et dont le ventre est souple et sans aucune espèce de douleur.

Le 26 août, trente-deuxième jour de l'opération, MM. les professeurs Dubois, Dupuytren, Deneux, Fizeau et Andral, et MM. les docteurs agrégés Capuron, professeur d'accouchements, Lisfranc, chirurgien en chef de l'hospice de la Pitié, J. Cloquet, chirurgien adjoint de l'hôpital St-Louis, M. le docteur Ribes, membre de l'Académie royale de médecine et M. le docteur Ratheau, agrégé, ont constaté les mêmes choses, et ont immédiatement, chacun en particulier, rendu compte de leur examen en présence des élèves de la clinique.

Le 27 août, trente-troisième jour de l'opération, MM. les professeurs, Marjolin et Roux, chirurgien en chef adjoint de l'hôpital de la Charité et M. le docteur Kepeler, médecin de l'hôpital St-Antoine, ainsi que M. le docteur Baudelocque, agrégé de la Faculté de médecine de Paris, ont reconnu les mêmes choses que ceux de nos confrères qui, les jours précédents, ont examiné la malade sans lui causer la moindre douleur.

Le 28 août, trente-quatrième jour, M. le professeur Fouquier, médecin de l'hôpital de la Charité et mon ami, le professeur Richerand, chirurgien en chef de l'hôpital St-Louis où il avait vu la malade auparavant, ont également vérifié et déclaré sa guérison. L'incontinence d'urine pendant le sommeil a déjà cessé, et l'action d'aller à la selle sur son séant ne développe aucune espèce de malaise. Il ne reste plus de cavité appréciable au-dessus du petit anneau que forme le vagin et qui s'efface de plus en plus.

L'examen du vagin par le spéculum uteri fait le 31 août, trente-septième jour, a confirmé tous les faits que je viens de rapporter.

La terminaison absolue de la cicatrisation, et la parfaite souplesse de la cicatrice et de toutes les parties environnantes, ont été constatées le 5 septembre, quarante-troisième jour de l'opération, par MM. les docteurs Bally, médecin de l'Hôtel-Dieu, Breschet, Patrice, Gibert, agrégé de la Faculté, et par moi. La dame B... sort de l'hôpital dans deux jours.

Après avoir exposé l'opération de Sauter et celle de Lagenbeck, Récamier dit : étant donc prouvé qu'il peut y avoir hémorrhagie, je pense qu'il est préférable de poser les ligatures avant la section des ligaments de la matrice et je proposerai pour l'extirpation de cet organe divers procédés fondés sur l'existence de son abaissement et sur la possibilité de le produire. Je poserai quatre cas :

1° S'il y avait prolapsus, je pense qu'après avoir placé deux ligatures latérales, maintenues par deux serre-nœuds, il conviendrait de faire immédiatement la section de la matière à quelques lignes au-dessous pour éviter la tension permanente des ligaments, la résorption d'une matière fétide et les inconvénients qui pourraient en résulter.

2° S'il n'y avait pas prolapsus, je propose le procédé opératoire suivant : abaisser jusqu'à la vulve l'utérus malade, avec une forte pince de Museux, comme pour la résection de son col · ou bien se servir pour déterminer cet abaissement d'une tige de fer brisée et susceptible de se dilater par une vis rappel, après avoir été introduite dans la cavité utérine. L'abaissement produit, on peut inciser le vagin et le péritoine en avant et en arrière du col, en suivant la surface de l'utérus. Avec le bistouri caché, porté sur l'extrémité du doigt qui le conduit, on ouvre le vagin et le péritoine en avant de la partie moyenne du col et du corps de l'utérus, en le rasant de très près afin d'éviter les uretères et le fond de la vessie ; cela fait, on place dans l'ouverture, le bout de l'index gauche qui sert de conducteur au bistouri boutonné, avec lequel, en suivant transversalement la surface de la matrice, on prolonge, à droite et à gauche, la première ouverture jusque vers les ligaments larges. On procède ensuite de la même manière en arrière.

Cela fait, on voit que l'utérus ne tient plus au reste du corps que par ses parties latérales. Alors au moyen d'une sonde de Belloc, on passe au-dessus de chaque ligament une ligature, qu'on fixe avec un serre-nœud.

Les ligatures étant serrées, on termine l'opération comme dans le cas de prolapsus, en réséquant l'utérus de manière à ne laisser de chaque côté qu'un petit moignon pour les soutenir;

3° Lorsque le col de l'utérus ramolli détruit par la maladie ou déjà excisé, ne peut donner prise pour l'attirer à la vulve, on pourra se servir du procédé que je vais décrire.

Avec le bistouri caché convexe conduit sur l'index, on incise le vagin et les replis du péritoine en avant et en arrière, en remontant sur la matrice. Ces premières incisions sont prolongées à droite et à gauche, sur toute sa largeur avec un long bistouri boutonné, porté sur le doigt qui lui sert de conducteur; cela fait, on a la facilité de porter sur l'utérus la pince de Museux par les deux ouvertures faites d'abord et de l'abaisser jusqu'à la vulve pour terminer l'opération par deux ligatures latérales et la section des ligaments très près de la matrice;

4° Quant au quatrième cas, celui dans lequel on ne pourrait abaisser l'utérus avant la section de ses ligaments, voici de quelle manière je procédai, lorsqu'en 1818 je fis publiquement à l'Hôtel-Dieu sur le cadavre, l'extirpation de l'utérus sans abaisser cet organe.

J'ouvrais le vagin en avant du col avec un pharyngotome, puis je guidais avec le doigt, et en remontant le long du corps de l'utérus, je parvenais dans le péritoine entre cet organe et la vessie. Cela fait en avant, je procédais de la même manière et avec plus de facilité en arrière. Par l'ouverture antérieure, je portais, le long du doigt, jusque dans le péritoine, le lithotome caché du frère Côme, je tournais le tranchant à gauche et un peu du côté de la matrice, j'appuyais le dos de sa gaine contre mon doigt, j'ouvrais l'instrument et je le retirais ouvert. De cette manière, j'incisais le vagin et le péritoine le long de l'utérus, jusqu'au ligament large correspondant, un second trait de lithotome prolongeait l'incision jusqu'au ligament large opposé. Je procédais ensuite de la même manière en arrière. Alors, avec une sonde de Belloc, je passais une ligature sur chaque ligament large, et je la fixais avec un serre-nœud; cette précaution prise contre l'hémorhagie, je saisissais le col de la matrice avec une pince de Museux et je portais sur le doigt un long bistouri boutonné et concave vers sa pointe, avec lequel je coupais les ligaments très près de la matrice, qui était ensuite retirée avec la pince ; jamais par le procédé que je viens de décrire, je n'ai intéressé la vessie, ni le rectum.

Pour procéder à l'incision du vagin et du péritoine en avant et en arrière de l'utérus, je regarde comme dangereux de faire abaisser cet organe par la main d'un aide placée sur l'hypogastre ; car la vessie serait refoulée sur le fond de la matrice et la matrice sur le rectum, disposition qui placerait la vessie et le rectum précisément au devant du tranchant de l'instrument destiné à pénétrer dans le péritoine. Avant de procéder, il est important de vider exactement la vessie et le rectum.

Les fistules péritonéo-vaginales sont possibles.

Si Récamier s'est arrêté en si bonne voie, c'est qu'il n'a pas trouvé de malades présentant les conditions indispensables, selon lui, au succès de l'opération, c'est-à-dire la mobilité de la matrice et l'état sain du rectum et de la vessie.

Un si bel exemple ne resta cependant pas sans imitateur. Roux, aidé par Récamier, pratiqua deux fois en la même année 1829, l'extirpation de l'utérus par le vagin. Nous empruntons ces deux observations peu connues au mémoire de Taral que nous reproduisons textuellement.

OBSERVATION

La malade fut placée dans la position employée pour la lithotomie. Roux se détermina à suivre exactement le procédé de Récamier, qu'il avait conçu parfaitement bien d'après la description exacte qu'on trouve dans le traité du cancer. Après avoir abaissé l'utérus, Roux fit une incision transversale sur l'attache supérieure du vagin, et bientôt il trouva des adhérences assez solides entre la matrice et la vessie ; en prolongeant pendant quelque temps la séparation de ces deux organes, il n'arriva pas au cul-de-sac formé par le péritoine et le doigt sentit une tumeur grosse comme une aveline. Ces deux circonstances l'embarrassèrent; il pensa que cette petite tumeur était peut-être l'ovaire changé de position. Récamier toucha la plaie, reconnut la tumeur qui suivant lui, était le corps même de l'utérus atrophié et rapetissé. Alors Récamier, qui, par l'expérience était en état de vaincre les difficultés, continua l'opération. Il coupa et sépara avec les doigts les adhérences, mais bientôt un jet d'urine sort par le vagin; il prolonge toujours la dissection, et bientôt a lieu une nouvelle sortie du liquide; enfin, il arrive au cul de sac péritonéal qu'il incisa.

Tout maintenant était clair et simple, le corps de la matrice était renversé, les ligaments larges furent divisés partiellement et liés suivant sa méthode, la matrice fut séparée du rectum et la section de la demi-circonférence postérieure du vagin termina cette opération embarrassante et pénible qui dura une demi-heure. La malade perdit seulement deux ou trois cuillerées de sang pendant l'opération. On assure que l'état de la matrice justifia pleinement l'opération quoiqu'on ne fût pas d'avis de considérer son état comme cancéreux. Pour les symptômes observés depuis l'opération, je me borne à dire que la malade était très affaiblie et cela probablement par les douleurs, car ici il n'y eut pas d'hémorrhagie. Elle passa une assez bonne nuit. Quoiqu'on n'observât aucun accident grave le lendemain, cette dame expira à six heures du soir. Roux et Récamier pensent que dans ce cas, la cause de la mort est due aux douleurs de l'opération. Il ne faut cependant pas oublier de prendre en considération la lésion du bas-fond de la vessie qui donna lieu peut-être à une péritonite suraigüe par le contact de l'urine avec la membrane séreuse abdominale. Voici le résultat de l'autopsie. Les ovaires étaient transformés en matière encéphaloïde, les trompes étaient remplies de cette même matière. La vessie présentait une ouverture circulaire, et le petit bassin contenait un peu de sérosité rougeâtre; les viscères de l'abdomen étaient sains. On ajoute qu'il n'y avait aucune trace d'inflammation; mais je ne puis assurer l'exactitude de cette remarque. On peut voir que les ligatures avaient été fort bien placées.

OBSERVATION

Cette dernière et malheureuse épreuve ne suffisait pas aux yeux de Roux et Récamier pour faire abandonner l'opération. Aujourd'hui les chirurgiens ne cherchent que quelques faibles chances de succès pour entreprendre des opérations difficiles et dangereuses, or la première opérée de Récamier bien portante et débarrassée d'une maladie mortelle était là pour les exciter et les remplir de confiance. D'ailleurs, dans cet état de choses, un troisième essai était nécessaire aux chirurgiens français, pour fixer l'opinion encore chancelante sur le sort de cette opération. Roux pratiqua donc pour la seconde fois, l'extirpation de l'utérus sur une femme depuis quelque temps à l'hôpital de la Charité, âgée de 38 ans, ayant eu cinq enfants et une fausse couche. Elle présentait des symptômes de dégénérescence cancéreuse commençante de l'utérus, etc. Il est bon de dire d'avance que Récamier et Roux qui examinèrent avec soin cette malade, pensèrent que le corps de l'utérus était d'un petit volume et libre d'adhérences.

L'opération fut exécutée suivant le procédé de Récamier, qui lui même, servait d'aide à l'opérateur. Le col de l'utérus retiré en bas, Roux introduisit une sonde dans la vessie pour la vider, elle fut retirée aussitôt. L'incision demi-circulaire faite au-dessus de la lèvre supérieure du col de l'utérus, l'opérateur abandonne l'instrument trachant et se sert des doigts seulement pour déchirer le tissu cellulaire utéro-vésical, espérant ainsi arriver avec sûreté au cul-de-sac péritonéal.

Pendant ce temps pénible, long et important de l'opération, la malade éprouva des douleurs atroces et poussa de grands cris. L'opérateur arrive au péritoine (que les doigts ont beaucoup de peine à distinguer ainsi que le dit avec raison Roux), il l'ouvre et s'engage alors dans un autre temps de l'opération moins délicat que le premier, mais moins douloureux pour la malade, le renversement du corps de l'utérus en avant. L'opérateur s'était muni pour cela d'un double crochet (ainsi que le fit Blundell), mais l'ayant trouvé beaucoup trop gros, il fut réduit à se servir d'autres instruments moins convenables : ceux-ci, ajoutés à l'étroitesse du vagin et au volume de la matière, rendirent extrêmement difficile son abaissement. Récamier vint au secours de l'opérateur, et il ne tarda pas après quelques efforts considérables, à faire sortir l'organe. Roux coupa ensuite les deux tiers des ligaments larges et parvint avec beaucoup de difficulté à appliquer deux ligatures sur le bout inférieur du ligament large. Dans la section du tiers inférieur du ligament large du côté gauche on se rapprocha trop près du fil, qui n'embrassant plus rien, sortit de la plaie. La matrice fut ensuite séparée du rectum et la section du vagin termina l'opération.

Il m'est impossible d'évaluer la quantité précise de sang que la malade perdit pendant l'opération qui dura de 28 à 30 minutes ; mais je ne crois pas me tromper en assurant que la quantité ne surpassa pas six ou sept onces. La malade extrêmement épuisée fut couchée dans son lit ; elle éprouvait de vives douleurs au ventre ; sa figure était très décomposée. Elle fut à peine au lit qu'il se manifesta un léger écoulement de sang par le vagin, mais il s'arrêta bientôt. Le pouls était d'une petitesse extrême. L'écoulement de sang reparut une seconde fois dans la journée. Je vis la malade le soir avec un des internes : elle se plaignait de douleurs à l'épigastre, le ventre était généralement sensible, le pouls d'une fréquence extrême. Elle fit quelques efforts pour rire en parlant des souffrances qu'elle avait supportées le matin, ce qui contrastait singulièrement avec sa figure presque cadavéreuse. Cette malheureuse femme alla de plus en plus mal et succomba le lendemain matin. La matrice extirpée avait à peu près un quart de volume de plus que dans l'état ordinaire ; son col était squirrheux, mais son corps ne l'était nullement encore. Partagée en deux parties, son tissu présenta une apparence que je n'oserais, avec quelques personnes, considérer comme saine. A l'ouverture du corps de cette femme, on trouva trois ou quatre onces de sang répandu dans la fosse iliaque droite et une petite quantité dans le bassin. On remarqua dans la fosse iliaque gauche, un peu de sérosité blanchâtre et trouble et qui était probablement le produit de l'inflammation péritonéale. L'examen du bassin nous montra que le bas-fond de la vessie était très aminci, mais sa membrane muqueuse était complètement intacte, ainsi que l'intestin rectum. Le vagin était assez régulièrement coupé. On vit que la ligature du côté gauche avait embrassé le vagin dans l'étendue d'un pouce et à peine une petite portion du ligament large. On pouvait distinguer les traces de l'autre ligature qui avait été mieux placée. Les uretères étaient libres et sains. Les organes thoraciques, encéphaliques et spinaux étaient dans leur état sain.

PROCÉDÉ DE GENDRIN

Dans un mémoire qui parut en 1829, Gendrin donne un nouveau procédé opératoire qu'il n'a essayé qu'une fois sur le cadavre. Nous extrayons de la publication de Tarral ce qui a rapport à ce procédé. Il commence par faire sur les côtés du vagin à sa partie supérieure, deux incisions pour aller chercher l'artère utérine; celle-ci, dit-il, sur laquelle il faut agir pour se rendre maître du sang se trouve constamment sur la face externe et un peu antérieure du vagin, aux limites de l'adhérence de cet organe avec la vessie dans tout le tiers supérieur du vagin; on l'atteint sûrement de cette manière. Puis il fait une incision tranversale sur le repli postérieur du vagin et ainsi de même sur l'antérieur, ce qui fait communiquer les deux incisions latérales qui ont servi à la ligature de l'artère. Si l'on opère en haut du vagin, dit-il, on peut tout de suite opérer d'un seul coup la section du vagin et du péritoine antérieurement et postérieurement par les deux sections transversales. Enfin, après avoir divisé les ligaments latéraux, au lieu de renverser la matrice, il lui fait éprouver une rotation sur son axe pour l'extraire.

Tarral critique et à juste titre ce procédé qui expose à de nombreux accidents.

PROCÉDÉ DE CLAUDIUS TARRAL

Pénétré de l'inconvénient des efforts violents nécessaires pour produire le renversement le l'utérus; mais convaincu de l'avantage de la ligature des ligaments latéraux pour prévenir toute hémorrhagie, j'ai cherché aussi une méthode opératoire qui remplirait ces conditions. Voici comment j'ai opéré deux fois : après avoir saisi le col de l'utérus avec une pince à érignes, je le tirai en bas autant qu'il est possible, sans faire de tractions considérables afin de rendre cet organe immobile; alors je fis une incision sur les deux tiers supérieurs de la circonférence du vagin; je séparai la matrice d'avec la vessie, en suivant le procédé déjà indiqué, et enfin le péritoine fut divisé de l'insertion d'un ligament large à la matrice à celui du côté opposé. J'ai cherché ensuite avec l'indicateur gauche la trompe de Fallope qu'on distingue facilement : alors je pris l'aiguille à anévrysme de Deschamps armée d'une ligature; je conduisis la pointe de cet instrument (que l'on pourrait garnir de cire) sur le bord palmaire de l'index, afin d'éviter la lésion d'autres parties. Arrivé à l'extrémité du doigt, je fis tourner la courbure de l'aiguille sur la trompe, que je déprimai un peu en bas à l'aide de l'aiguille, et enfin après avoir contourné le ligament avec l'instrument conducteur du fil, je cherchai à l'endroit de l'incision du vagin la pointe de l'aiguille que l'on peut sentir facilement à travers le tissu cellulaire. Bien assuré d'avance par le toucher que la ligature était assez éloignée de la matrice pour permettre que l'on pût couper les ligaments latéraux, sans trop s'approcher des fils, je fis sortir la pointe de l'aiguille à l'endroit déjà indiqué : je saisis la ligature, l'aiguille fut retirée avec tout le soin convenable et la ligature fut serrée avec les doigts. Les ligaments furent aussitôt divisés, puis je fis la section du tiers postérieur du vagin, et la matrice étant séparée du rectum, je procédai à la ligature du ligament du côté gauche; je le coupai et la matrice fut aussitôt enlevée. L'examen du bassin montra que les ligaments latéraux droits étaient complètement embrassés par le fil et fortement serrés : le côté opposé l'était moins, ce qui avait permis à une portion des ligaments de s'échapper, quoique la ligature fut également bien placée. Les uretères étaient tout à fait intacts, ainsi que la vessie et le rectum. Quoique l'opération fut exécutée avec une aiguille grossière, imparfaite sous plusieurs rapports, sans serre-nœud, avec un seul aide, mon ami Durand, élève instruit, de la Charité; enfin, quoique le vagin permit à peine l'introduction de trois doigts, elle ne dura pas un quart d'heure.

J'ai répété depuis cette opération avec le même résultat. Il me semble maintenant qu'il serait beaucoup plus facile de placer les ligatures après avoir complètement isolé la matrice de la vessie et du rectum, car alors on introduirait aisément l'indicateur au-dessus du ligament large et le doigt médius au-dessous de ce même lien, et ainsi on pourrait guider sûrement l'aiguille armée du fil. J'omets ici de parler de quelques minuties de cette opération difficile à décrire, mais pourtant utiles et que l'expérience seule peut enseigner. L'avantage de cette méthode opératoire est d'éviter l'abaissement forcé, de ne produire aucun renversement de l'utérus, de se rendre maître du sang autant que cela est possible dans cette opération. En exécutant la séparation de l'utérus de la vessie et du rectum de la manière que nous avons décrite, on peut éviter la lésion de ces deux derniers organes.

Nous avons essayé bien d'autres procédés pour l'ablation de l'utérus, mais comme ils n'offrent pas de conditions avantageuses, nous les passons sous silence. Toutefois, il faut dire un mot sur d'autres difficultés que l'opération présente et sur son opportunité. L'étroitesse du vagin, si on veut le conserver dans son intégrité, peut s'opposer à toute tentative d'enlèvement de l'utérus. Nous avons vu que Siebold pour surmonter cet obstacle augmenta la division du vagin en incisant ce canal de chaque côté du périnée. Lizars fendit le rectum. Récamier divisa le périnée sur la ligne médiane. De toutes ces manières je p fère beaucoup celle employée par l'habile accoucheur de Berlin. Mais une seule incision du vagin, en la dirigeant vers la tubérosité de l'ischion, absolument comme celle que l'on pratique pour la taille latérale, agrandit bien suffisamment ce canal.

OBSERVATIONS MODERNES

Observation I.

Tumeurs fibreuses interstitielles et sous-péritonéales multiples du corps de l'utérus. — Métrorrhagies répétées. — Anémie extrême. Hystérectomie vaginale. — Guérison. — Par M. **Péan.**

Opération le 25 octobre 1882.

Madame L..., âgée de cinquante ans, était affectée depuis plusieurs années de métrorrhagies répétées pour lesquelles le tamponnement avait été nécessaire à plusieurs reprises pour la sauver. Au moment où cette opération avait été faite pour la dernière fois, deux mois auparavant, l'anémie avait été poussée jusqu'à la syncope et la malade avait été sur le point de succomber.

Il en était résulté un ébranlement de tous les organes, en particulier du système nerveux qui poussèrent la malade, le médecin et la famille à m'obliger de tenter l'ablation de la tumeur. Celle-ci faisait à la fois saillie du côté du rectum et de l'hypogastre. Celle qui obstruait le rectum au point de rendre la défécation presque impossible avait la forme d'un utérus hypertrophié en rétroflexion. Celle de l'hypogastre avait le volume du poing, était irrégulière et fixe comme la précédente. Je craignis, en raison de cette disposition, d'être obligé de recourir à la méthode mixte, mais cependant, je résolus de tenter tout d'abord l'ablation par la voie vaginale.

Après avoir placé la femme dans la position de la taille, soigneusement lavé la vulve et le vagin, fait écarter les parois de ce canal par quatre valves placées latéralement en avant et en arrière et confiées à des aides placés de chaque côté, je saisis le col avec des pinces de Museux. Je l'attirai de façon à tendre les culs-de-sac vaginaux que je divisai rapidement jusqu'à la hauteur du corps. Arrivé à ce point pour faciliter la dissection de ce dernier, je coupai en deux moitiés le corps de l'utérus, d'avant en arrière et j'arrivai ainsi sur le corps fibreux du volume d'un œuf de poule qui refoulait le rectum et qui faisait en même temps saillie dans la cavité utérine. En raison de son siège et de sa forme, nous reconnûmes pourquoi il avait été facilement pris pour le corps même de l'utérus. Nous poursuivîmes ensuite la dissection autour de la masse fibreuse, en prolongeant à mesure la section antéro-postérieure de la matrice ; nous arrivâmes ainsi sur d'autres corps fibreux, moins volumineux qui occupaient la face antérieure de cet organe. En raison de la profondeur à laquelle nous arrivions, il nous aurait été difficile de continuer la manœuvre opératoire si nous n'avions pas attiré l'utérus et les corps fibreux qu'il contenait à l'aide de fortes pinces de Museux. Nous vîmes de la sorte successivement apparaître deux petites masses, une du volume d'une noix, l'autre du volume d'une châtaigne qui donnaient au corps de l'utérus soulevé au-dessus du pubis la forme d'un gros fibrome multilobé. Comme l'un de ces noyaux fibreux faisait saillie dans le péritoine au moment où j'en poursuivais la dissection, j'ouvris largement la cavité de cette séreuse. J'aperçus alors le ligament large gauche qui était tordu sur lui-même. Je le saisis avec de longues pinces et je le liai solidement entre deux ligatures partielles et une totale. J'aperçus ensuite une longue bride péritonéale implantée verticalement sur le fond de l'utérus, elle était très saignante et fixait l'utérus en avant ; je la liai et l'excisai. J'allai ensuite à la recherche du ligament large droit ; je le trouvai en arrière recouvert par l'ovaire correspondant, qui était adhérent à sa base. Je détachai ces adhérences et je le liai comme le précédent. Ceci fait, il ne me restait qu'à détacher la face postérieure ce qui ne présenta pas de difficultés.

Chemin faisant, j'avais mis des pinces hémostatiques longues, nombreuses, sur les vaisseaux à mesure qu'ils saignaient. En les retirant, je vis que l'hémostase était complète. J'avais mis également des pinces sur les ligaments larges, je vis que je pouvais aussi les retirer. Un instant, j'eus la pensée d'extraire les deux ovaires, tant ils étaient rapprochés de la plaie vaginale, mais comme ils étaient sains, je les laissai bien qu'inutiles.

Je fis alors le rapprochement des surfaces saignantes du vagin et du péritoine au moyen de quatre fils métalliques servant à faire la suture profonde à anses séparées et avec trois fils également métalliques servant à faire la suture superficielle. Les points de suture métallique purent être appliqués facilement grâce au chasse-fils que j'ai fait construire autrefois pour la guérison des fistules vésico-vaginales et pour la staphylorrhaphie.

Grâce à mes pinces, cette opération avait pu être faite sans difficultés, sans hémorrhagie, sans qu'une goutte de sang passât dans le ventre.

Le jour même, la malade eut quelques vomissements chloroformiques. Pendant la nuit, insomnie, soif ardente, un peu de hoquet, agitation malgré les calmants. La température ne s'éleva pas au delà de 38°,5 et le pouls au delà de 100.

Les jours suivants, ces symptômes se calmèrent rapidement, de sorte qu'à partir du troisième, l'état général fut aussi satisfaisant que possible. J'avais eu soin pendant tout ce temps de faire pratiquer des lavages intra-vaginaux avec de l'eau légèrement phéniquée.

Le treizième jour, j'enlevai les fils. Je vis que la plupart avaient coupé les tissus ; j'enlevai en même temps une eschare qui me permit d'extraire les ligatures placées sur les deux ligaments larges. Le spéculum me montra à cette époque que la cavité péritonéale était légèrement entr'ouverte, ce qui n'avait aucun inconvénient. Depuis cette époque, la guérison ne s'est pas démentie.

Observation II

Fibro-sarcome du corps de l'utérus, remontant à trois travers de doigt au-dessus du pubis. — Hystérectomie vaginale. — Guérison. — Par **M. Péan.**

Opération le 13 novembre 1882.

Madame P..., âgée de 53 ans, avait été plusieurs fois comme la précédente, sur le point de mourird'hémorrhagies lorsqu'elle me fut présentée. Tous les moyens médicaux ayant échoué, il ne restait plus d'autre moyen que d'intervenir chirurgicalement pour la sauver. L'ablation totale de l'utérus était la seule ressource, mais avant de l'entreprendre, je dus pendant deux mois lui donner des doses considérables d'ergot de seigle, d'eau de Rabel et une nourriture aussi variée que son estomac délabré pouvait la supporter. La teinte jaune paille de la malade me faisait craindre également que la tumeur ne fut de nature maligne.

L'hystéromètre introduit par le col s'engageait à 14 centimètres de profondeur ; mais il était impossible de l'introduire plus loin, tant les hémorhagies qu'il produisait étaient redoutables.

L'opération fut faite à peu près comme la précédente. La malade était endormie, placée dans la position de la taille, le vagin bien lavé, bien écarté avec des valves, j'attire l'utérus avec un fort crochet double. Je dissèque tous les tissus qui entourent le col et le corps de l'utérus en plaçant successivement des éponges et des pinces hémostatiques sur les vaisseaux saignants. Pour faciliter la dissection, je coupe l'utérus de chaque côté, de façon à le diviser en deux moitiés l'une antérieure, l'autre postérieure.

C'est en arrière et à droite que la difficulté de dissection est surtout grande en raison de la présence des masses morbides qu'il faut contourner. C'est à gauche que j'arrive le plus facilement à ouvrir le péritoine et, contrairement à mon attente, c'est le ligament large droit qui se présente le premier par cette voie. L'ovaire correspondant porte un kyste petit et saignant. Il est penché par torsion de ce côté. Cette inversion me paraît due à la tumeur. Après avoir lié la base de ce ligament large, j'ouvre largement le reste du péritoine qui entoure l'utérus et je lie le ligament large gauche. Je ferme la plaie avec neuf points de suture profonds et six superficiels ; j'éprouve plus de difficultés que chez la malade précédente à bien pratiquer cette fermeture, parce que craignant la nature maligne de la tumeur, j'avais laissé le moins d'étoffe possible, surtout à gauche.

L'opération put être faite sans trop de difficultés.

Les suites furent des plus simples. Les jours suivants, la température ne s'éleva pas au delà de 38°,4 et le pouls de 105. Dès le troisième toute trace de fièvre avait cessé. Le quinzième, j'enlevai les fils métalliques que j'avais coupés au ras. En même temps que je les retirai. Je vis également sortir les fils que j'avais mis à la base des ligaments larges.

J'ai revu dernièrement la malade. A part quelques bouffées de chaleur, un peu de prurit vulvaire, la santé ne laisse rien à désirer.

Observation III

Cancer du col et du corps de l'utérus propagé au ligament large.— Hystérectomie vaginale. — Mort. — Par M. **Péan.**

Opération le 28 décembre 1882. — Madame D..., âgée de soixante ans, d'aspect cachectique était épuisée par les hémorrhagies et les pertes ichoreuses lorsque je fus appelé auprès d'elle.

Il me fut facile de reconnaître que le col de l'utérus était dégénéré, fongueux, ramolli, saignant, épithéliomateux, et que le corps faisait saillie à l'hypogastre au-dessus du pubis. Mais de ce côté la flaccidité et l'obésité des parois rendaient l'exploration difficile. L'hystéromètre montrait que l'organe mesurait 13 centimètres de longueur, que la muqueuse était saignante, douloureuse. Rien cependant n'autorisait à constater que la partie supérieure de l'utérus était complètement dégénérée.

En raison des douleurs qu'éprouvait la malade et de la crainte de la récidive, la malade, le médecin et la famille voulurent que l'ablation totale par la voie vaginale fut entreprise comme donnant seule des chances de guérison durable.

MM. Ricard, Larrey, Gosselin, Baudin voulurent bien m'aider de leurs conseils.

La malade endormie, placée comme pour la taille, le vagin lavé, ses parois convenablement écartées, je me mis en mesure de saisir le col avec des pinces de Museux; mais la friabilité des tissus morbides était telle que les pinces s'en allaient d'elles-mêmes et qu'il fallût entreprendre la dissection sur place sans songer à abaisser l'organe. Je coupai successivement les culs-de-sac vaginaux et les tissus qui doublaient le col sans éprouver trop de difficultés, grâce aux pinces hémostatiques placées sur les vaisseaux nombreux et dilatés qui saignaient.

Le col enlevé par morcellement, j'espérais qu'il me serait facile d'atteindre le corps et que sa muqueuse seule serait dégénérée. Grande fut notre surprise, quand nous vîmes que, dans toute sa longueur, cette portion de l'organe était aussi friable que le col, ce qui rendit la dissection des plus laborieuses. Je ne pus y parvenir qu'en morcelant le tissu morbide et en pinçant successivement les vaisseaux contenus dans son épaisseur. Les difficultés furent encore bien autres lorsque j'eus ouvert le péritoine. J'introduisis des crochets mousses dans le but de faire basculer et d'abaisser le fond de l'utérus, je ne pus y parvenir à cause de la friabilité de l'organe et à cause de l'état des ligaments larges qui étaient indurés, adhérents aux tissus voisins et dépourvus d'élasticité. Ce ne fut qu'à force de temps et de patience que je parvins à enlever le tout et à réséquer les portions altérées des ligaments larges. J'eus également beaucoup de peine pour saisir les vaisseaux et pour lier la base de ces derniers.

L'opération terminée, il me fut un peu moins difficile de fermer l'ouverture avec des points de suture superficiels et profonds, mais ceux-ci furent nécessaires pour arrêter le suintement sanguin, noirâtre qui tendait à continuer. L'opération avait duré près de quatre heures et avait causé à tous la plus grande fatigue.

Dans l'état de santé déplorable où était cette malade, il nous paraissait difficile à son âge qu'elle pût supporter une secousse aussi prolongée. Pendant le jour et la nuit qui suivirent l'opération, elle fut calme, mais le second jour, sans que rien ait fait prévoir une terminaison brusque, la malade mourut subitement sans avoir eu de douleur ni d'hémorrhagie. L'autopsie n'ayant pu être faite, nous ne pûmes savoir si cette terminaison fâcheuse devait être attribuée au choc ou à une embolie.

Les sept premiers cas opérés par M. le Dr Demons, et ses collègues de Bordeaux ayant été publiés en détail dans la thèse de son élève, M. Doche, nous ne ferons qu'en donner le résumé.

Observation IV

Carcinome utérin. — Hystérectomie vaginale. — Guérison. —
Par **M. le Dr Demons**.

Jeanne N..., 30 ans; rien de particulier dans les antécédents héréditaires et personnels, accuse depuis deux ans des pertes blanches très abondantes, sans douleur aucune et sans retentissement sur la santé générale. Depuis un an, pertes sanguinolentes, douleurs vagues dans l'abdomen; affaiblissement et grand amaigrissement. Entre à l'hôpital pour une métrorrhagie. Le col de l'utérus est gros, induré, la lèvre antérieure paraît plus malade. Les culs-de-sac sont libres. L'utérus paraît être en place, il est mobile, bien séparé de la vessie et du rectum. Le fond de l'utérus régulier, lisse, dépasse un peu le bord supérieur du pubis; on ne sent pas de ganglions dans l'abdomen.

Opération le 9 décembre 1882. Guérison malgré des symptômes graves de péritonite et de cystite.

Récidive six mois après, à l'extrémité droite de la cicatrice.

Observation V

Epithélioma du col. — Hystérectomie vaginale. — Guérison. — Par **M. le Dr Dudon.**

Albanie G..., tailleuse, 35 ans. Pas d'antécédents héréditaires. Réglée à 16 ans, menstruation toujours irrégulière. Mariée à 18 ans. Avortement de 5 mois consécutif à une chute. Cinq accouchements à terme. Nouvel avortement à 5 mois.

Depuis dix-huit mois environ ; pertes blanches, puis bientôt, dans l'intervalle des règles, pertes rouges composées de sang analogue à celui des règles ; depuis huit mois : amaigrissement augmentation de la leucorrhée et des métrorrhagies, douleurs vives dans les reins, le bas-ventre et le haut des cuisses.

Utérus mobile, culs-de sac libres, état général satisfaisant. Opération le 6 janvier 1883. Guérison. Sortie de l'hôpital le 2 avril. Revue à la fin de février 1884 : état général très bon ; pas trace de récidive.

Observation VI

Extirpation totale de l'utérus par le vagin pour un carcinome. — Par **M. le Dr Mandillon.**

Madame X..., 35 ans : une seule grossesse ; depuis un an environ, elle a des ménorrhagies très abondantes et depuis trois mois, des métrorrhagies. Col dur, bosselé, volumineux, saignant au moindre contact, paraît envahi dans la région sus-vaginale. Parois vaginales et culs-de-sac sains. Hémorrhagies abondantes.

Opération le 22 février 1883. Guérison. Récidive au 6e mois, mort au 12e.

Observation VII

Cancer du col. — Hystérectomie par la voie vaginale. — Mort. — Par **M. le Dr Dudon.**

Marguerite D..., 26 ans. Pas d'antécédents héréditaires. Réglée à 13 ans, toujours régulièrement. Mariée à 19 ans. Accouchement normal à 20 ans.

En décembre 1882 : légère métrorrhagie. Depuis, hémorrhagies se renouvelant tous les trois ou quatre jours. Névralgies intenses dans la région hypogastrique. Coliques violentes et expulsion de caillots de sang pur. Besoins d'uriner plus fréquents, constipation opiniâtre.

Utérus mobile, culs-de-sac libres, vagin sain, état général satisfaisant.

Opération le 14 avril 1883.

Mort le 5e jour par péritonite.

Observation VIII

Cancer du col.— Hystérectomie.— Mort.— Par **M. le Dr Demons**

Catherine B..., 42 ans.

Mort, trois jours après l'opération, de péritonite aiguë.

La lésion et l'opération ne présentent rien de particulier. A l'autopsie, on trouve une éponge dans l'abdomen.

Observation IX

Cancer du corps et du col. — Hystérectomie. — Mort. — Par **M. le Dr Demons.**

Madame X..., âgée de 62 ans, possède un cancer utérin datant de huit ou dix mois.

La lésion est très avancée et malgré l'hésitation des médecins appelés en consultation, elle exige absolument qu'on l'opère, car elle sait que là est son unique chance de salut.

Opération très pénible, à cause de nombreuses adhérences ; elle dure quatre heures. Douleurs violentes dans l'abdomen, mort dans la nuit.

Observation X

Epithélioma du col. — Hystérectomie vaginale. — Guérison. — Par **M. le Dr Demons.**

Marie D..., 41 ans. Réglée à 17 ans. Mariée à 28 ans. A eu 9 enfants ; accouchements tous normaux.

Début, il y a onze mois, par hémorrhagie abondante qui n'a cessé complètement que depuis un mois.

Le fond du vagin est rempli par un champignon volumineux, arrondi et mollasse. Les lésions paraissent remonter au-dessus de l'insertion du vagin. Utérus très mobile ; pas de tuméfaction dans les fosses iliaques.

Opération le 28 février 1884.

Guérison complète. Sortie le 24 mars.

Observation XI

Epithelioma de l'utérus. — Hystérectomie vaginale. — Guérison.
Par **M. Tillaux**

A... (Marguerite), artiste lyrique, âgée de 21 ans, me fut adressée à l'Hôtel-Dieu, par M. le Dr Creyx, qui la soignait depuis quelque temps pour une affection utérine. Cette jeune femme était accouchée à l'âge de 15 ans. Les accidents actuels dataient de longtemps déjà, mais avaient pris depuis six mois une grande intensité : pertes continuelles de sang et de matière sanieuse, odeur d'une extrême fétidité. En la touchant, lors de son entrée dans mon service, je trouvai le col complètement détruit ; il était évidé, en forme d'entonnoir ; les parois étaient anfractueuses et ndurées ; le doigt pénétrait à la profondeur de deux centimètres au moins, mais, fait important, les culs-de-sac du vagin étaient complètement libres.

L'état général était des plus mauvais : pâleur, amaigrissement, inappétence, syncopes fréquentes.

De plus, les douleurs qui avaient jusqu'alors fait défaut, commençaient à apparaître dans la région lombaire. Le palper abdominal ne révélait aucun engorgement ganglionnaire.

Il n'était pas douteux que nous avions affaire à un épithélioma du col utérin, commençant à envahir le corps. Aucune opération partielle utile n'était possible, puisque le col était réduit par l'ulcération à une coque mince, et les cautérisations de toute sorte avaient déjà été tentées sans aucun résultat.

Considérant l'âge de la malade, la délimitation du néoplasme, l'intégrité des culs-de-sac, l'absence de tout engorgement ganglionnaire, je pensai qu'il y avait lieu de songer à une intervention radicale, c'est-à-dire à l'extirpation totale de l'utérus par le vagin et je la proposai à la malade. Cette opération fut acceptée avec le plus vif empressement et décidée pour le mardi 2 juin.

La malade y fut préparée plusieurs jours à l'avance par les injections antiseptiques vaginales fréquentes, avec la solution de chlorure de zinc à 2 0/0 et l'intestin fut soigneusement vidé. Elle fut conduite dans une salle spéciale, isolée, affectée exclusivement aux opérations sur l'abdomen.

La malade endormie, fut attirée sur le bord d'une table, les jambes relevées et maintenues par deux aides. J'écartai les parois du vagin avec le spéculum de Sims et saisis le col avec une pince de Museux (je crois qu'il serait préférable de se servir de pinces à mors plats comme les pinces à kystes). L'utérus obéit aux tractions, et le col vint affleurer la vulve, de telle sorte que les culs-de-sac du vagin étaient suffisamment accessibles.

Une incision au bistouri fut pratiquée au niveau du cul-de-sac antérieur, de façon à désinsérer le vagin, puis je procédai à la séparation de l'utérus et de la vessie, temps difficile qui fut facilité par l'introduction d'une sonde. Un petit accident survint à ce moment : l'arrachement de la lèvre antérieure du col de l'utérus; la dissection en fut encore rendue plus lente et plus pénible jusqu'à la couche celluleuse sous-péritonéale. Les doigts suffirent alors à la dissection et le péritoine fut facilement déchiré. Le point important dans ce temps délicat de l'opération est de bien raser la face antérieure de l'utérus, pour éviter d'ouvrir la vessie dont les replis masquent la ligne d'insertion du vagin, surtout lorsque l'utérus a été abaissé.

Une incision fut ensuite pratiquée au niveau du cul-de-sac postérieur et le péritoine ouvert avec le bistouri sans aucune difficulté.

L'utérus libre par ses faces antérieure et postérieure ne tenait plus que par ses bords aux ligaments larges qu'il s'agissait maintenant de diviser. Convaincu que le mouvement de bascule de l'utérus, conseillé par notre collègue de Bordeaux, M. Demons, nécessitait de violentes tractions et pouvait causer des désordres graves, j'eus recours au procédé suivant :

J'introduisis l'indicateur de la main droite par le cul-de-sac postérieur, suivis la face postérieure de l'utérus, en reconnus le fond et arrivai sur le bord supérieur du ligament large droit.

Recourbant alors l'index en crochet, je le fis ressortir par le cul-de-sac antérieur, de telle sorte, que toute la hauteur du ligament était contenue dans la concavité du doigt. Je priai alors mon collègue et ami Bouilly, qui avait bien voulu m'assister, de glisser un fil de soie sur la face antérieure de mon doigt à l'aide d'une aiguille de Cooper. Nous étions ainsi maîtres de ce ligament que nous serrâmes fortement avec le fil de soie. Avant d'en pratiquer la section et pour plus de sécurité, une longue pince fut placée le long du bord droit de l'utérus afin d'éviter l'hémorrhagie qui aurait pu venir du côté opposé : le ligament fut ensuite divisé entre la pince et le fil. Mais aussitôt le fil glissa et nous dûmes appliquer rapidement une pince sur les artères utéro-ovariennes. Il eut été préférable de placer de suite deux ligatures au lieu d'une sur le ligament large, l'une comprenant la moitié supérieure, l'autre la moitié inférieure de ce ligament, ce qui fut fait ensuite.

L'utérus libre par son bord droit, put être attiré facilement à la vulve, et le ligament large gauche apparut alors dans toute sa hauteur. Un fil de soie double étant passé dans son milieu, il fut lié en deux parties et divisé au ras du bord gauche de l'utérus. Cet organe détaché alors de toutes parts, fut extrait dans sa totalité. A ce moment une artère vaginale fournit un peu de sang, facilement arrêté par une compression légère.

Le pansement fut le suivant : lavage avec la solution de chlorure de zinc. Suture des deux parois du vagin avec un seul fil de catgut. Introduction d'un gros drain dans le petit bassin. Tamponnement du vagin autour de ce drain avec de la gaze iodoformée. Ouate phéniquée sur la vulve et bandage en T. L'opération avait duré une heure et demie.

En voici les suites :

Pendant les premières trente-six heures, la malade eut plusieurs vomissements et surtout un état nauséeux très pénible. La température ne dépassa pas 38°,8.

Elle n'éprouva jamais de douleurs dans le ventre.

Le tube à drainage, ne donnant lieu à aucun écoulement fut retiré le quatrième jour.

Les tampons de gaze iodoformée furent enlevés le septième jour. A partir de ce moment la malade qui avait été sondée urina seule. Elle fut reportée dans la salle commune le treizième jour.

Nul incident digne d'être noté ne s'est produit pendant la convalescence, et la malade est sortie de l'hôpital le 1er juillet, complètement guérie.

Observation XII

Epithélioma du col utérin. — Hystérectomie vaginale. — Guérison. — Par **M. Terrier.**

(Rédigée par M. Poupinel, interne du service).

La nommée M... (Louise), âgée de 47 ans, blanchisseuse, entre fin mai, à la salle Chassaignac, n° 15, hôpital Bichat. Réglée à 18 ans. La menstruation a toujours été régulière jusque il y a 6 mois environ. Quatre grossesses : la première à 19 ans ; la dernière à l'âge de 25 ans. Accouchements faciles.

Il y a 6 mois, apparaissent des douleurs abdominales et lombaires pendant la marche ; un sentiment de pesanteur très marquée dans le bas-ventre, lors de fatigue ; à plusieurs reprises sont survenues des pertes abondantes. Les douleurs abdominales et les pertes ont cessé depuis trois mois environ.

La malade vient consulter pour des douleurs internes siégeant vers l'anus et survenant pendant et après la défécation. Elle se prétend atteinte de fissure à l'anus.

L'examen de l'orifice anal ne révèle l'existence d'aucune fissure.

L'examen au spéculum fait voir un col utérin volumineux, entr'ouvert. Les lèvres du col qui elles-mêmes paraissent saines, laissent apercevoir dans leur écartement une masse gris rougeâtre, fongueuse, saignant au moindre contact, et d'où s'écoule une sanie infecte. Il s'agit évidemment d'un épithélioma.

Le toucher permet de reconnaître une légère augmentation de

volume de l'utérus et, détail important, sa parfaite mobilité. Les ligaments larges ne sont donc, suivant toute vraisemblance pas envahis. Les culs-de-sac du vagin sont libres.

Hystérectomie vaginale le 5 juin 1885, par M. Terrier, assisté de M. Richelot.

La malade est simplement placée en travers de son lit, les deux jambes maintenues par deux aides.

On fait une nouvelle injection de sublimé (liqueur de Van Swieten) avant toute intervention. Notons que, depuis son entrée dans le service, la malade est soumise à ce traitement antiseptique vaginal et qu'elle a constamment une compresse de lin boriqué entre les jambes.

Deux pinces de Museux sont placées sur le col et l'abaissent facilement jusqu'à la vulve. On fait une deuxième injection au sublimé.

Incision du vagin dans toute la demi-circonférence du col, et on passe entre le vagin et la vessie en se servant soit du bistouri, soit des ciseaux. Une sonde introduite dans la cavité vésicale permet de s'assurer qu'on est suffisamment éloigné du bas-fond vésical. J'arrive au cul-de-sac péritonéal facile à sentir avec le doigt. On le saisit avec une pince à griffes et l'ouvre avec des ciseaux mousses; l'ouverture est agrandie avec les doigts. Ceci fait, j'essayai de faire basculer l'utérus de haut en bas, en accrochant son fond avec une érigne, mais je ne pus y arriver.

Une éponge munie d'une pince à pression fut placée dans la plaie, plus une pince à pression sur une artère vaginale et je fis relever le col par mon collègue Richelot.

J'incisai la demi-circonférence postérieure des insertions du vagin sur le col et pénétrai entre le col et le rectum soit avec le bistouri, soit avec des ciseaux mousses. L'utérus fut facilement décollé jusqu'au cul-de-sac péritonéal assez profond. Celui-ci senti facilement avec le doigt est saisi avec des pinces à griffes et ouvert avec des ciseaux mousses. Cette ouverture fut agrandie avec le doigt.

L'utérus est alors attiré à gauche, le doigt indicateur gauche introduit par la plaie antérieure et le pouce par la postérieure, je pris ainsi nettement le ligament large droit.

Une double anse de fil de soie fut portée au milieu de ce ligament avec l'aiguille mousse de Cooper et les quatre chefs furent attirés deux en bas et deux en haut. Les deux anses furent entre-croisés. Le fil inférieur fut serré le premier, mais il cassa et il fallut recommencer toute la manœuvre en plaçant deux anses de fil double. On lie l'anse inférieure, puis l'anse supérieure, d'ailleurs entre-croisées. Ceci fait, on sectionne le ligament large à ses attaches utérines et rien ne saigne si ce n'est quelques vaisseaux utérins.

A ce moment l'utérus peut être attiré tout à fait au dehors, le col restant à gauche et le fond à droite.

On place sur le ligament latéral gauche deux anses doubles, toujours à l'aide de l'aiguille courbe mousse et les deux anses entre-croisées d'abord sont liées ensuite.

L'utérus est enlevé complètement.

Un flot de sang artériel fait issue par le vagin et semble venir des parties profondes gauches. Après quelques recherches infructueuses et une légère perte de temps à éponger le sang, on voit que celui-ci vient de trois petites artérioles situées au niveau de la section du vagin sur le col, à gauche. Ces artérioles n'ont pas été prises par l'anse du fil qui étreint la partie inférieure du ligament large gauche.

Elles sont saisies avec des pinces à pression et liées en masse, ce qui est assez difficile, vu la profondeur des parties. L'hémostase est alors parfaite.

Les fils placés sur les ligaments larges et sur les petits vaisseaux sont coupés ras et les ligatures sont abandonnées dans l'abdomen.

Un point de suture en soie est placé sur le fond du vagin pour l'obturer sur la ligne médiane, et deux drains sont placés à droite et à gauche de ce point et pénètrent dans le ventre de deux à trois centimètres.

Pansement vaginal avec l'ouate iodoformée et l'ouate phéniquée, bandage en T.

L'opération a duré 1 heure 30 minutes.

Après l'opération : température 37°,2, le cathétérisme sera pratiqué toutes les quatre heures.

Le 5 juin, soir : Lors du premier cathétérisme, l'ouate iodoformée est un peu tachée de sang ; on la change. T. 37°,4. Quelques douleurs dans le ventre.

Le 6. Les douleurs ont nécessité trois piqûres d'une demi-seringue. L'ouate superficielle a été changée cette nuit lors du cathétérisme. Ce matin, elle est un peu tachée par un très léger suintement. T. 37°,3.

Le soir : T. 38°,5, souffre vivement dans les reins ; a uriné depuis l'opération 3/4 de litre d'urine ; piqûre de morphine.

Le 7. T. 37°,2, l'ouate n'est pas tachée, on ne touche à rien.

Le soir : T. 37°,5. Un vomissement à 1 heure après-midi; souffre toujours des reins surtout à gauche ; toujours 750 grammes d'urine environ.

Le 8. Cette nuit à 11 heures, a vomi encore une fois, ainsi que ce matin vers 8 heures, souffre toujours des reins. T. 37°,3.

Le soir : T. 37°,9. Encore un vomissement à 2 heures ; pas de piqûre.

Le 9, matin. T. 37°. Va tout à fait bien, on change l'ouate iodoformée légèrement tachée.

Le soir : T. 37°,2. Rien à noter.

Le 10. Encore un vomissement ce matin : n'a pas encore été à la selle depuis l'opération.

Le soir : T. 38°,4. Un lavement administré le soir est resté sans effet et a réveillé les douleurs lombaires gauches. Une piqûre de morphine.

Le 11. T. 37,°3. Deux lavements administrés coup sur coup ont provoqué une selle. La défécation a réveillé les douleurs dans les deux lombes. La malade n'urine pas encore spontanément. Le cathétérisme évacue quotidiennement environ 750 grammes d'urine. Pas d'appétit. Absorbe environ un litre de lait par jour. Pansement. Ablation des tampons iodoformés antérieurs et d'un des drains. Lavage au bichlorure.

Le soir : T. 38°,6. Encore une selle spontanée très douloureuse.

Le 12. Va bien, prétend avoir craché un filet de sang. T. 37°,6.

Le soir : T. 38°,2.

Le 13. A toussé toute la nuit et n'a pu dormir qu'avec une injection de morphine. Pansement. Ablation d'un tampon profond et du dernier tube. Lavage au sublimé à faire trois fois par jour.

Le soir : T. 38°,6. Un vomissement.

Le 14. Une selle ce matin, provoquée par un lavement. Ablation des deux derniers tampons vaginaux qui ont une légère odeur infecte, lavage au bichlorure.

Le soir ; T. 37°,4. Va bien.

Le 17. Depuis l'ablation des derniers tampons : la température est descendue et oscille aux environs de 37°.

A vomi ce matin son potage ; souffre toujours du fondement pour aller à la selle ou émettre un gaz.

Le 18. Commence à s'alimenter sans vomir.

Le 19. Se lève pour la première fois.

Le 22. Ne souffre presque plus, même lors de défécation. Le rectum contient d'ailleurs encore un amas considérable de matières fécales.

Le 23. Selles abondantes. Les douleurs rectales ont disparu. La malade se lève et a bon appétit.

Cette femme, parfaitement guérie, a quitté mon service, ne souffrant plus, et offrant un état général et un état local parfaits.

L'utérus enlevé offrait une néoformation épithéliale envahissant le col et le corps de l'utérus. La cavité du corps paraissait complètement fermée au-dessus de la néoformation. Celle-ci arrive presque jusqu'au bord droit de l'utérus, au-dessus des attaches du vagin, c'est de ce côté qu'on peut craindre une propagation du côté des lymphatiques. D'ailleurs, l'étude de la tumeur sera faite complètement.

Observation XIII (Inédite)

Tumeurs fibreuses interstitielles multiples. — Masse myxomateuse pédiculée faisant saillie dans l'intérieur de l'utérus. — Hystérectomie vaginale. — Guérison. — Par **M. Péan.**

Opération, le 19 *juin* 1885. — Madame W..., âgée de 40 ans, a eu plusieurs enfants. Elle était épuisée par des métrorrhagies et un écoulement fétide qui datait de plusieurs années et qui l'avaient obligée à quitter sa profession.

Elle était constamment retenue au lit, si elle voulait se lever et marcher un peu, elle éprouvait des douleurs intolérables.

A la vue : on constatait la présence d'une cystocèle; par le toucher vaginal combiné avec le palper abdominal, on sentait une tumeur bosselée, s'élevant à quatre travers de doigt au-dessus du pubis. Le col était déformé, induré, couvert de granulations et de fongosités qui remontaient dans l'intérieur du museau de tanche.

En raison des symptômes, de l'aspect des ulcérations et de la dureté du col, le confrère qui me l'avait adressée avait pensé qu'il s'agissait d'une tumeur maligne épithéliale ou sarcomateuse qui avait pris naissance dans le corps de l'utérus.

Sur son conseil, la malade me demanda de lui faire l'ablation totale de l'organe.

Me basant sur les signes physiques et sur la marche relativement lente de l'affection, je posai après un examen approfondi un diagnostic différent et je pensai qu'il s'agissait de tumeurs fibreuses multiples.

La malade étant placée dans la position de la fistule vésico-vaginale, les parois du vagin suffisamment écartées, le col est attiré et disséqué jusqu'au péritoine; dès que le cul-de-sac postérieur est ouvert; je saisis la base du ligament large gauche avec des pinces, ce qui est facile, l'ovaire et la trompe de ce côté se présentent aussitôt, je les attire, les excise et lie sans perdre de sang. Je vois alors le fond de l'utérus que j'attire en arrière en m'aidant des pinces de Museux ; je parviens aussi à voir le ligament large droit sur lequel j'applique également une pince à demeure. Une artère vaginale latérale saigne à ce moment. Je place sur elle une pince à demeure. Je coupe alors les ligaments larges entre les pinces, dans le but d'extraire l'utérus avec les tumeurs, mais voyant que c'est impossible en raison de son grand volume, je me décide à l'enlever par morcellement.

Dans ce but j'incise latéralement le col et le corps de l'organe, je trouve un peu au-dessus de l'orifice interne du col, une masse irrégulière saignante, fongueuse, longue de 6 centimètres, large de 4 et ayant un petit pédicule de même largeur. Cette masse remplissait si exactement la cavité utérine qu'elle favorisait la rétention et la décomposition des liquides au-dessus d'elle, ce qui expliquait la fétidité de la leucorrhée.

Cette tumeur enlevée, il devient facile d'introduire le doigt à travers le canal utérin dilaté, je reconnais qu'il est long de 18 centimètres, que plusieurs masses fibreuses siègent dans ses parois, l'une d'elles située dans le fond est manifestement la plus grosse, je l'incise et l'extrais par morcellement, elle était très friable. En réunissant les fragments qui la composaient, on voit qu'elle avait le volume d'un œuf de dinde.

Après avoir enlevé une seconde petite tumeur, il me fut facile de faire basculer l'utérus en arrière et de l'attirer par la partie postérieure de la plaie péri-utérine. Ce mouvement de bascule montre que malgré la dissection profonde du col sur les parties latérales à travers la base des ligaments larges ainsi qu'en avant et en arrière et dans les culs-de-sac péritonéaux, il n'était pas encore possible de détacher l'organe sans danger sur les côtés ; ce qui tenait manifestement à la présence de tumeurs fibreuees développées latéralement et qui avaient fait remonter singulièrement la partie supérieure des ligaments larges.

Aussi, après avoir saisi ces deux ligaments, je fus obligé de placer successivement sur chacun cinq autres pinces courbes, sur la partie la plus élevée de ces ligaments au-dessus des premières et de couper au-dessous d'elles. Il m'aurait été impossible, en raison de la hauteur à laquelle ces pinces étaient placées, de les enlever, je me décidai à les laisser à demeure et je ne fis pas de suture de la plaie.

Pansement avec une éponge saupoudrée d'iodoforme.

L'opération avait duré une heure et demie. La malade bien que n'ayant pas perdu de sang était si faible que nous fûmes obligés au cours de l'opération de lui pratiquer deux piqûres d'éther.

Les suites furent des plus simples, les jours suivants le pouls ne dépassa pas 85 et la température 37°,5.

Le neuvième jour nous vîmes sortir par le fond de la plaie une petite quantité de matières liquides verdâtres manifestement fécales, elles ne sortaient que lorsque la malade était couchée sur le côté droit. Cet accident que nous ne sommes pas parvenus à expliquer disparut le vingt-deuxième jour.

L'examen histologique a montré que les tumeurs étaient fibreuses et que celle qui faisait saillie dans le vagin était myxomateuse.

Observation XIV

Epithélioma du col utérin. — Hystérectomie vaginale. — Guérison. — Par M. le professeur **Trélat.**

Mme M..., âgée de 38 ans, est mère de six enfants, le dernier a environ quatre ans. Au printemps de cette année, Mme M..., vint consulter M. Tarnier pour de légers troubles utérins. A cette époque, M. Tarnier ne constata que de l'hypertrophie utérine sans ulcération. Cependant les troubles continuèrent; la malade consulta en province; on lui fit sur le col des applications caustiques et on communiqua à la famille un pronostic grave sur la nature des lésions observées. Le médecin de la malade la renvoya alors à Paris revoir M. Tarnier et réclamer au besoin un traitement radical pour son affection.

M. Tarnier reconnut un épithélioma, et on m'adressa alors la malade que je vis pour la première fois dans les premiers jours de juin. Après avoir prescrit quelques soins locaux pour effacer les traces des cautérisations, je partageai complètement l'opinion de M. Tarnier et je constatai l'existence d'un épithélioma du col, en occupant toute la surface. D'après la marche et la date des premiers accidents, nous étions presque au début de la maladie. Le néoplasme étendu en surface paraissait peu profond. La muqueuse vaginale était absolument saine, et nulle part, ni dans les culs-de-sac vaginaux, ni dans les aines, ni à l'hypogastre on ne trouvait aucun ganglion. Un examen très complet par le palper abdominal et par les touchers vaginal et rectal, démontra que l'utérus était mobile, sans brides, sans adhérences, mais qu'il était d'un volume considérable. L'hystéromètre introduit dans sa cavité marquait près de 9 centimètres. Dans le cours du dernier mois, des pertes sanguines, irrégulières s'étaient manifestées. C'est même le retour d'une de ces pertes qui nous porta à reculer de huit jours l'opération, qui avait été primitivement fixée pour le 25 juin.

Sous tous les rapports, le cas me paraissait favorable à une intervention opératoire. Les lésoins étaient limitées, récentes, l'utérus bien mobile. La malade et sa famille désiraient l'opération. On pouvait hésiter entre l'amputation sus-vaginale du col et l'ablation totale de l'organe. L'amputation du col, est en général, considérée comme moins grave, mais, c'est en somme, une opération aveugle. On ignore quand on la pratique si on a dépassé et de combien on dépasse la néoplasie pathologique. Il est, d'autre part, certain que la mortalité opératoire de l'hystérectomie vaginale s'est singulièrement abaissée dans ces derniers temps et quoique l'amputation totale de l'utérus n'ait pas paru jusqu'ici mettre à l'abri de la récidive, on ne peut néanmoins douter, suivant les principes que nous suivons dans toute la chirurgie des cancers que l'opération totale ne rende la récidive moins probable ou plus éloignée que l'ablation partielle.

Tous ces motifs me décidèrent; l'opération fut exécutée le 2 juillet avec le concours de MM. Terrier et Bouilly, en présence de MM. Tarnier, Siredey, Peyrot et du Dr Lecerf, médecin de la malade.

Toutes les précautions préalables avaient été prises : évacuations intestinale et vésicale; bains, lavages et particulièrement lavages antiseptiques au bichlorure, du vagin, de l'utérus, exécutées pendant plusieurs jours. La malade est endormie sous prétexte d'essai d'un instrument ; elle ignore qu'on va l'opérer ce jour-là et croit l'opération fixée à trois jours plus tard. Au moment de commencer : nouveau lavage antiseptique général. En arrière sur la fourchette, spéculum de Sims; la lèvre antérieure du col est bien saisie par une pince de Museux renforcée par une autre pince sur la lèvre postérieure. Le col, abaissé jusque près de la vulve est bien visible. Incision demi-circulaire antérieure de la muqueuse vaginale. Le décollement de la vessie s'exécute vite et facilement. Le doigt introduit dans la plaie décolle le péritoine sans pouvoir pénétrer dans la cavité péritonéale. En portant l'utérus en arrière et le bas fond de la vessie en avant, au moyen du doigt d'un aide, on voit le péritoine sous l'aspect d'une membrane bleuâtre. Il est saisi par une pince et incisé d'un petit coup de ciseaux, on peut alors à l'aide des doigts le séparer largement jusque sur les côtés de l'utérus. Le col étant alors reporté en avant avec les pinces de Museux, la même manœuvre est répétée pour la face postérieure : incision de la muqueuse, décollement, section et dilacération du péritoine jusqu'aux ligaments larges. Le spéculum était enlevé; l'utérus est de nouveau abaissé par une traction continue et énergique. Deux doigts introduits en arrière, cherchent à atteindre le fond de l'utérus et n'y peuvent parvenir à cause de la hauteur de l'organe. Il parviennent à accrocher le ligament large droit, mais la fatigue empêche d'abaisser ce ligament large. Enfin, après quelques tâtonnements et avec le secours de M. Terrier, le ligament large est amené en vue soutenu par mon index gauche. Nous plaçons une ligature en chaîne à deux anneaux, mais le fil quoique fort, se casse à l'anneau supérieur; l'inférieur tient. Le ligament large est alors coupé le long du bord utérin droit. A ce moment l'anneau supérieur de la ligature se détache spontanément. Une pince est placée sur les parties lâchées et nous lions isolément la trompe et les différents vaisseaux. On passe alors au côté gauche et bien que le ligament large soit rendu plus abordable de ce côté par la sortie de l'utérus hors de la vulve, nous sommes obligés de reprendre plusieurs des ligatures et particulièrement de lier avec soin quelques branches inférieures de l'utérine. Cette partie de l'opération a été la plus longue et la plus laborieuse.

Quand je recommencerai cette opération, je me servirai de soie forte, mais bien lisse et glissante et je placerai au moins trois anneaux de ligature en chaîne sur chaque ligament large. Cette manœuvre sera rendue aisée par l'aiguille de Cooper-Reverdin. Il suffira après avoir placé un anneau de faire passer la pointe mousse de l'aiguille dans cet anneau puis de saisir une nouvelle partie du ligament large et ainsi de suite jusqu'en bas. Après toutes ces ligatures, nous étions arrivés à l'hémostase. Nous aperçûmes successivement au fond de la plaie, l'ovaire gauche, une frange épiploïque, une anse d'intestin grêle, mais rien ne sortait par le vagin. Celui-ci et le fond de la plaie furent soigneusement abstergés et nettoyés, et un point de suture unique réunit les deux lèvres de la plaie vaginale. Dans chaque angle de cette plaie, un tube à drainage, gros comme une forte plume, pénétrant de 2 à 3 centimètres dans la cavité péritonéale et allant jusqu'au delà de la vulve. Je me suis servi de tubes ordinaires à trous multiples ; il vaudra mieux à l'avenir se servir de tubes pleins dans leur partie vaginale et n'ayant de trous que dans leur partie péritonéale.

Autour de ces deux tubes, le vagin a été bourré de gaze iodoformée; l'extrémité des tubes abondamment garnis de la même gaze, le tout recouvert d'une large couche de coton qui éloignait le bandage de corps en flanelle doublée elle-même d'ouate.

C'est alors que la malade non réveillée a été rapportée dans son lit.

L'utérus extirpé avait un grand volume. Au premier moment

M. Tarnier avait dit : serait-ce un utérus gravide ? Il n'en était rien, bien entendu.

L'organe pesait 197 grammes. Il avait 11 centimètres de longueur ; 45 millimètres d'épaisseur. Chacune des parois avait 17 millimètres d'épaisseur.

A l'œil nu, le col était manifestement atteint d'épithélioma et il semblait que l'altération eut gagné les couches sous-muqueuses du corps utérin, qui présentaient une coloration plus foncée que celle du reste de l'organe. Cette dernière opinion, c'est-à-dire l'invasion du corps, était erronée, comme on le verra plus loin. La section au niveau de chaque ligament large paraissait absolument saine et exemple de toute altération. Ici le microscope a confirmé les appréciations faites à l'œil nu.

L'étude histologique a été faite simultanément dans le laboratoire de la clinique chirurgicale de la Charité et dans le laboratoire du Collège de France. Les résultats sont absolument concordants.

Le col est occupé dans toute son étendue par un épithélioma superficiel, pavimenteux, lobulé, avec lobes cornés et lobes muqueux. Une coupe occupant toute la hauteur du col montre que l'épithélioma n'occupe que le tiers inférieur de la coupe. La partie supérieure est absolument saine. Le grand volume du corps est causé par une hypertrophie simple du tissu utérin avec épaississement des travées fibreuses et prolifération des éléments musculaires. Les ligaments larges, soit au niveau des trompes, soit à leur partie inférieure ne présentent pas traces d'épithélioma.

On peut résumer ces lésions par ces mots : épithélioma superficiel du col ; hypertrophie simple du corps ; intégrité absolue des surfaces de section.

Dans les heures qui suivirent l'opération, la malade abattue, somnolente, ayant un peu d'hypothermie (36°,5) resta dans un état de dépression marquée ; le soir elle avait de la soif, des douleurs dans le ventre, un peu de moiteur, 38°. A peine quelques gouttes d'urine ramenées par la sonde. Piqûre de morphine. La nuit, sommeil en plusieurs fois ; 50 grammes d'urine. T. 38°,6.

3 juillet, lendemain de l'opération, Matin, T, 38°,5 P, 104 ;

60 grammes d'urine, transpirations, petits vomissements verdâtres qui se répètent plusieurs fois dans la journée. Le soir T. 38°,7 puis 38°4, P. 112 et 120. Les pièces extérieures du pansement qui ont été souillées par le liquide sanguinolent venant des tubes sont renouvelées. Odeur exclusivement iodoformique. Urines plus abondantes, 150 à 200 grammes chaque fois.

4. Bonne nuit. Calme et sommeil. 7 heures du matin, T. 38°. P. 100. On essaie un peu de lait qui est rendu, mais le bouillon et le consommé glacé ainsi que le champagne glacé passent bien. Gaz bruyants par l'anus. Renouvellement des pièces de pansement extérieures, lavage des organes externes avec la solution de sublimé. Le soir T. 38°,2. P. 94.

Le 5. Bonne journée ; bon aspect ; aucune douleur ; gaz par l'anus. Gelées de viande, consommé, champagne, crème glacée.

Le matin T. 37°,6. P. 88 ; le soir T. 38°,2. P. 94. Enlèvement de l'un des tubes qui ne donnait plus et de tout le pansement vaginal qui est renouvelé après lavage au bichlorure.

Le 16. Bon état. T. 38°,4 matin ; 38°, le soir.

Le 17. Même état ; cessation du sulfate de quinine, qui paraît difficile à digérer.

Le 20. Le fil de suture du fond du vagin s'est détaché dans l'injection.

Selle abondante, ventre parfaitement souple et indolent.

Le 23. Le vagin examiné avec précaution au spéculum, laisse voir une ligne cicatricielle transversale et paraissant solide.

Le 25. Premier lever très bien supporté mais grande faiblesse des jambes.

Le 28. Les forces reviennent, la malade se lève deux heures et est dans l'état le plus satisfaisant.

Observation XV

Epithélioma du col utérin. — Hystérectomie vaginale. — Mort.
Par M. Terrier.

(Observation recueillie par M. Lépage, interne du service).

Mme C... (Berthe), 34 ans, artiste dramatique, entre dans mon service le 28 juin 1885, salle Chassaignac, n° 15. Elle m'est adressée par mon ami et collègue Gouguenheim qui l'a traitée pendant quelque temps.

Née à Nantes, Mme C. n'habite Paris que très irrégulièrement et a beaucoup voyagé soit en France, soit en Algérie, soit même en Amérique.

Son enfance a été pénible, bien qu'elle n'ait eu aucun phénomène de scrofule, elle était toujours faible et souffrante et aurait eu une fièvre typhoïde à 13 ans. Depuis, la malade accuse des rhumes fréquents et des fluxions de poitrine. Elle a craché le sang à diverses reprises et en particulier il y a 5 ans.

Réglée à 17 ans, elle a toujours perdu fort irrégulièrement; elle eut un enfant à 18 ans et présenta des accidents de péritonite qui la rendirent fort malade pendant 20 mois. Son enfant mourut au bout d'un mois.

Après cette couche, abcès ganglionnaires au cou, déterminant des cicatrices encore visibles.

A 20 ans, fausse couche de 4 mois qui amène une perte de cheveux. Du reste pas de syphilis. Depuis cette époque jusque il y a 6 mois, les menstrues ont été fort peu abondantes et apparaissaient très irrégulièrement, mais toujours sans douleur.

Le père de Mme C... est mort tuberculeux. La mère a perdu un frère de 25 ans (phtisique) et une sœur à 6 ans (peut-être tuberculeuse).

En résumé, pas d'antécédents strumeux pendant l'enfance et

manifestation de tuberculose ganglionnaire lors d'une première couche.

Depuis 5 mois, Mme C..., se plaint de douleurs dans le ventre, douleurs siégeant surtout vers la fosse iliaque droite, avec irradiations douloureuses du côté des lombes. Les règles ont disparu ou plutôt la malade perd constamment en rouge sans que l'écoulement ait de l'odeur, elle ne perd pas de caillots. L'état général s'est altéré en ce sens que la malade est pâle et affaiblie, toutefois elle aurait peu maigri : ce qui tient à ce que l'appétit est assez bien conservé.

Le 19 mai 1885, Mme C... entra dans le service du Dr Gouguenheim pour se faire traiter de son affection utérine, quasi-diagnostiquée être un cancer du col. Elle fut soumise à des pansements locaux et à un traitement général tonique. Puis M. Gouguenheim la fit passer dans mon service.

L'état général est assez bon, bien que la malade soit pâle et amaigrie. Les fonctions digestives s'exécutent bien, sauf une constipation extrême.

Pas de toux, pas de sueurs nocturnes, il n'existe qu'un peu de rudesse respiratoire au sommet gauche. Les bruits du cœur sont normaux.

La miction est facile, normale et les urines ne renferment ni sucre ni albumine. Au toucher, on constate que le col est ramolli et en partie détruit par une ulcération à bords taillés à pic et qui envahit presque toute la lèvre postérieure, surtout à gauche, arrivant en ce point jusqu'aux insertions vaginales sur le col.

L'utérus est peu mobile, toutefois par le toucher rectal on peut s'assurer qu'il n'y a pas d'envahissement de la cloison recto-vaginale.

Par le toucher et le palper abdominal combinés, on s'assure que l'utérus n'est pas très volumineux et que les parties latérales de l'organe paraissent libres et sans indurations.

L'examen au spéculum permet de voir que le col est à moitié détruit par une large ulcération ayant presque détruit la lèvre inférieure et se prolongeant en bas et à gauche jusqu'aux insertions du vagin.

L'écoulement est peu abondant, à peine odorant et coloré en brun par du sang.

Dès son entrée dans le service la malade fut soumise à un traitement antiseptique local, consistant en trois injections par jour de sublimé au 1,000°.

Le 1er juillet on panse l'ulcération du col avec deux tampons de ouate iodoformée. Ce pansement paraît provoquer d'assez vives douleurs siégeant dans la fosse iliaque gauche.

Le 5. Les tampons sont retirés et on en applique de nouveaux. Pendant tout ce temps la malade est retenue au repos au lit.

L'opération est faite le 8 juillet 1885, avec l'aide de mes amis et collègues MM. Périer, Berger et Just Lucas-Championnière.

L'anesthésie est faite par M. Berger. Dès qu'elle est assez complète la malade est placée en travers de son lit et deux aides maintiennent les jambes écartées et les cuisses pliées sur le bassin position du spéculum.)

Une première injection antiseptique (au sublimé) est faite dans le vagin, puis la vulve est dilatée avec les doigts Le col détruit à moitié est saisi avec deux pinces de Museux, ce qui d'ailleurs est assez difficile. M. Périer m'abaisse un peu l'utérus qui d'ailleurs paraît fixé profondément.

C'est donc au fond du vagin qu'on doit faire l'incision antérieure, destinée à détacher le vagin de ces attaches utérines et à pénétrer entre le vagin et la vessie. Cette dissection se fait peu à peu d'abord au bistouri puis avec des ciseaux presque mousses. Une sonde introduite par M. Périer, dans la vessie, me permet de m'assurer de l'épaisseur des tissus qui séparent son incision du réservoir urinaire. On arrive ainsi presque au cul-de-sac vésico-utérin qu'on peut saisir avec des pinces à griffes et ouvrir au bistouri. Cette ouverture est aussitôt agrandie des deux côtés par déchirure faite avec les deux index. Il sort par la plaie péritonéale un peu de liquide séreux et un morceau d'épiploon qui est lié avec un fil de soie, réséqué et réduit aussitôt. Une éponge montée sur une pince à pression est placée sur cette ouverture péritonéale et on passe à la dissection des attaches postérieures du vagin.

Ici les difficultés sont plus grandes en ce sens que les pinces de Museux ne peuvent presque plus servir : le col étant à moitié ulcéré, on n'a plus de prise en arrière, tout au plus peut-on le dévier en avant pour faciliter ce second temps opératoire.

L'incision est faite au bistouri en empiétant un peu sur le vagin à gauche ; puis M. Périer introduit un doigt dans le rectum pour permettre de continuer l'incision jusqu'au cul-de-sac péritonéal sans léser l'intestin. C'est peu à peu, avec le bistouri et les ciseaux qu'on parvient jusqu'au péritoine qui est encore saisi avec des pinces à griffes et ouvert avec des ciseaux mousses. Comme pour le cul-de-sac antérieur, l'ouverture péritonéale est agrandie avec les doigts. Le sang fourni par ces deux incisions n'a pas été trop gênant et il a été épuisé par de petites éponges montées sur des pinces à pression. De plus, à plusieurs reprises, des injections antiseptiques (liqueur de Van Swieten) ont été faites dans le vagin.

Le doigt introduit profondément dans le cul-de-sac postérieur ouvert, permet de s'assurer que des brides cellulaires multiples immobilisent les lèvres. Ces bords sont déchirés avec le doigt. Toutefois, comme l'utérus paraît immobilisé et trop haut, une pince de Museux est replacée sur le col, au-dessus des insertions vaginales sectionnées, si bien que le col utérin peut être plus fortement attiré à la vulve.

Il s'agit de faire les ligatures des ligaments larges et on commença par le ligament large droit.

A l'aide d'une aiguille courbe de Cooper, on passe avec facilité un gros fil double de cordonnet en soie à travers le milieu du ligament large droit ; une anse de fil est donc placée au bas du ligament large, l'autre anse doit être passée au-dessus de lui pour être ramenée en avant. Ce temps fut fort pénible, vu la difficulté d'abaisser l'utérus. Ceci fait, le ligament large fut sectionné en suivant le bord droit de l'utérus. L'hémostase parut parfaite. Le corps utérin fut alors facilement attiré en bas et hors de la vulve. Il fut alors possible d'agir sur le ligament large gauche, comme on l'avait fait à droite en l'étreignant avec deux fils de cordonnet de soie croisée en X.

La section de ce ligament fut faite au ras de l'utérus et il n'y eut pas de sang.

Après une toilette péritonéale faite avec des éponges montées ou sectionna au ras les quatre fils à ligature placés sur les deux ligaments larges, et un point de suture fut placé sur la paroi vaginale.

Deux tubes à drainage sont mis à droite et à gauche de ce point de suture. Le vagin est pansé avec de l'ouate iodoformée et une couche de ouate phéniquée, le tout maintenu par un bandage en T.

L'opération a duré une heure et demie. Dans l'après midi, il y a eu des vomissements assez abondants, de plus la malade seplaint de souffrir de la langue un peu tiraillée lors de l'anes thésie.

Ballonnement du ventre nul. Un peu de sensibilité au palper. Le pansement est sali par un suintement sanguinolent assez abondant. Il doit être changé.

T. 37°, 8, P. 102, R. 28.

9 juillet. Vomissements bilieux pendant la nuit. Agitation. Peu de ballonnement, peu de douleur à la pression.

Le pansement est encore sali et changé.

T.38°, 2, P. 98, R. 27.

Dans la journée, les vomissements cessent et la malade rend quelques gaz par l'anus à l'aide de la sonde.

300 grammes d'urine en 24 heures. La malade est sondée toutes les quatre heures. Soir, T. 39°,1. P. 118. R. 29.

Le 10. Nuit assez bonne. Un peu de douleurs abdominales. Faciès pâle, inquiet, œil peu brillant.

Un vomissement le matin après ingestion de lait froid.

Le pansement n'est plus imbibé de liquide.

T. 38°,1. P. 114. R. 27.

3/4 de litre d'urine en 24 heures.

Agitation légère.

Soir, T. 39°,1. P. 135. R. 19.

Le 11. Insomnie, inquiétude, pâleur de la face. Ballonnement du ventre, surtout dans la région sous-ombilicale et à gauche. Il n'est que peu douloureux à la pression.

Un peu de hoquet; pas de vomissement. La malade est toujours pâle, a des sueurs abondantes.

Elle demande à uriner seule : on continue à la sonder. Un litre d'urine dans les 24 heures.

Matin : T. 37°,8, P. 125, R. 20.

Soir : T. 39°,1, P. 138, R. 25.

On donne à la malade plusieurs cuillerées à café de solution de morphine dans la journée.

Le 12. La malade est un peu agitée, elle souffre du ventre. Pas de vomissements, pas de hoquet. Emission de gaz par l'anus facile, même sans la sonde.

La langue est blanchâtre, étalée, conservant l'empreinte des dents. Le ventre est très ballonné, même dans la région sus-ombilicale; il n'est pas très douloureux à la pression; tympanisme très accusé.

Matin : T. 38°,1, P. 120, R. 22.

Soir : T. 38°,6, P. 122, R. 24.

Urines : 600 grammes dans les 24 heures, pas d'albumine.

Dans la soirée, la malade présente du subdélirium; elle parle beaucoup : se plaint du ventre. Demande à manger. La nuit est très agitée; la malade crie beaucoup : un peu de délire.

Le 13. La malade est dans un état grave; elle est affaissée, répond à peine aux questions qu'on lui adresse. Fait de temps en temps de profondes inspirations.

Le ballonnement du ventre est considérable. Tympanisme. La palpation du ventre ne provoque pas de douleur très marquée.

Pas de vomissement, ni de hoquet. On retire les deux tubes à drainage et les tampons d'ouate iodoformée qui sont imprégnés de sang : il existe une odeur assez forte, désagréable.

Injection de deux seringues d'un liquide renfermant moitié sublimé, moitié chloral.

La sonde introduite dans le rectum, on constate que les gaz s'échappent facilement et en assez grande abondance.

Dans la journée, la malade est très agitée, crie beaucoup. On lui fait deux injections hypodermiques de morphine.

Le soir, la malade est dans un état comateux ; elle ne répond pas aux questions. Respiration profonde.

Odeur très forte et très désagréable du côté des parties génitales.

Matin : T. 38°4, P. 122, R. 24.

Soir : T. 39°,6, P. 142, R. 24.

Au moment de la contre-visite, la malade n'avait que 8 à 10 respirations. Dans la nuit on pratiqua à partir de 6 heures du soir, 4 injections de chloral et sublimé. Urine : 600 grammes.

Le 14 juillet : La nuit a été mauvaise ; la malade a crié constamment, très agitée. Le matin, coma, ventre très ballonné. Pas de vomissement. La cornée est presque insensible ; l'iris se contracte à peine sous l'influence de la lumière.

Matin : T. 41°,6.

La malade succombe à 4 heures du soir.

Autopsie faite le 15 juillet, 25 heures après le mort.

Cavité thoracique. Le poumon gauche est sain : pas de tubercules ni de noyaux cancéreux dans aucun des deux lobes. Pas d'adhérences pleurales. Pas de congestion pulmonaire.

Le poumon droit est sain : quelques adhérences pleurales au sommet. La plèvre à ce niveau est un peu épaissie. Le péricarde est un peu surchargé de graisse à sa partie antérieure. Il ne renferme que quelques grammes de liquide.

Le cœur présente de la surcharge graisseuse surtout en avant. Le tissu cardiaque est un peu pâle, l'épaisseur des parois des ventricules est normale. Le ventricule gauche renferme quelques caillots sanguins, ainsi que le ventricule droit. Pas d'altération d'aucun des orifices.

Cavité abdominale. La paroi abdominale est distendue : après l'avoir incisée, on constate qu'il s'échappe une notable quantité de gaz.

L'épiploon largement étalé au devant des anses intestinales présente une coloration foncée, noirâtre, et il existe à son extrémité inférieure un peu d'épaisseur.

Le foie est de volume normal ; la vésicule biliaire est distendue et renferme une notable quantité de liquide noirâtre, de consistance assez épaisse ; à la coupe, on constate que le tissu hépatique n'est pas très résistant, un peu pâle et présente quelques caractères de la dégénérescence graisseuse.

Les deux reins sont de volume normal, ils se laissent décortiquer facilement. La substance corticale est pâle, un peu épaisse. La rate est de volume et de consistance ordinaires.

En examinant le petit bassin, après avoir soulevé légèrement les anses intestinales, on constate qu'il existe un épanchement de sang coagulé d'environ un demi-litre ; toutes les parties environnantes présentent une coloration noirâtre qui remonte même, surtout à gauche, sur la paroi postérieure jusqu'au niveau du rebord des fausses côtes.

L'estomac est légèrement distendu, ne présente pas de lésions appréciables macroscopiquement ; les anses intestinales sont fortement dilatées et offrent sur de nombreux points un piqueté rougeâtre très accentué, une vascularisation assez intense, mais pas d'adhérences entre elles. Après avoir détaché le mésentère, puis enlevé le côlon ascendant et transverse, on constate qu'il existe le long du côlon descendant sur le péritoine pariétal du sang épanché et infiltré. L'intestin présente à ce niveau une coloration un peu foncée. Le rectum renferme quelques matières fécales blanchâtres ; l'ampoule rectale est très dilatée.

Après avoir enlevé en masse la vessie, le vagin et le rectum, on constate que la vessie renferme quelques grammes de liquide trouble ; les parois vésicales sont intactes ainsi que les uretères.

Après ouverture du vagin, on voit qu'il existe à gauche un noyau un peu étendu, induré, qui, à la coupe, présente un aspect lardacé un peu noirâtre ; il existe de ce côté, remontant vers la fosse iliaque, une traînée de ganglions lymphatiques un peu indurés et présentant la grosseur d'une petite olive.

A droite, il existe également un noyau induré, beaucoup plus circonscrit : on ne constate pas de ce côté de ganglions lymphatiques.

Le fil placé sur la paroi vaginale est intact.

On retrouve également, de chaque côté, les deux ligatures pratiquées sur les ligaments larges : celles de gauche sont fixes, bien maintenues et assez profondément enfoncées dans, les tissus. Celles de droite présentent une particularité importante : la supérieure qui comprend une assez grande épaisseur de tissus n'est plus serrée ; elle joue sur les tissus sous-jacents et il existe un point où se trouvent des caillots se continuant avec l'épanchement sanguin : il y a donc lieu de penser que l'hémorrhagie a eu là son point de départ.

La cavité crânienne n'est pas ouverte.

L'utérus examiné au laboratoire du Collège de France, par M. Dupinel offrait au niveau du col toutes les lésions caractéristiques d'un carcinome épithélial.

Observation XVI

Hystérectomie pour cancer utérin. — *Guérison.* — Par **Gillette.**

La nommée Marie L..., femme V..., âgée de 49 ans, couturière, a eu dans son enfance des gourmes à la tête et des ganglions au cou. Née d'une mère rhumatisante, morte à 85 ans, elle a eu un frère également rhumatisant ; mais elle n'a présenté elle-même aucune manifestation de cette nature : ni migraines, ni névralgies, elle dit être seulement très nerveuse. A 25 ans, fièvre typhoïde, pas de syphilis.

Réglée à 17 ans, elle a vu ses époques se succéder normalement jusqu'à 37 ou 38 ans, âge auquel les menstrues se renouvelaient toutes les trois semaines ; parfois, elle se trouvait, dit-elle, dans le sang une semaine entière. Trois enfants morts jeunes, bonnes couches, la dernière en 1869 : une fausse couche de trois mois et demi, il y a deux ans.

Début de la maladie. — En janvier dernier, la malade eut une perte très considérable avec caillots, mais sans douleurs, ni coliques, qui la réveilla à 6 heures du matin, parce qu'elle se sentit mouillée. Cet accident ne l'empêcha pas de travailler. « Cela lui faisait du bien à son idée et elle ne s'en portait que mieux. » Elle n'éprouvait qu'un peu de malaise dans les reins. Cette première perte sérieuse ne dura que deux jours.

Vers Pâques, nouvelle perte, mais sans caillots, sans souffrance, car elle se leva toute la journée et avait bon appétit. Dans l'intervalle des pertes, il n'existait aucun écoulement. Le mercredi 10 juin, troisième perte avec caillots, mais sans douleurs. L'hémorrhagie continue le jeudi, le vendredi, le samedi et le dimanche. Le Dr Cahon est appelé et prescrit : glace sur le ventre, tête en bas, pieds élevés et toutes les demi-heures, une cuillerée d'une potion au perchlorure de fer (5 grammes pour 150 grammes) et la tisane de grande consoude (8 grammes par litre).

Le 17 juin, la malade entre à Tenon, dans le service de M. le Dr Danlos. L'hémorrhagie existe encore, mais moins abondante ; le toucher la provoque facilement et il en est de même si la malade se lève. Un peu d'odeur des liquides vaginaux. Constipation datant de neuf jours.

Etat au moment de l'entrée. — Cette femme entre dans mon service, salle Delessert, n° 13, le 2 juillet. Elle est de taille moyenne, un peu maigre, le teint blanc jaunâtre, les lèvres légèrement bleuâtres, les cheveux gris.

L'hémorrhagie a cessé et la malade ne se plaint encore d'aucune douleur.

Examen. — Intertrigo brun de la face interne des cuisses et du périnée. Au toucher vaginal, lèvre postérieure du col irrégulièrement découpée, surtout dans sa partie intra-cervicale. Col encore assez ferme, culs-de-sac sains, le doigt ramène du sang sans odeur très marquée. Au spéculum, la lèvre antérieure est un peu violacée, mais, par place, semble normale. La lèvre postérieure présente, au niveau du museau de tanche, une série de bourgeons plats naissant de l'intérieur du col et s'étendant sur cette lèvre postérieure, principalement à droite. Ces bourgeons saignent au contact d'un pinceau de charpie. L'orifice du col est oblique à droite et en arrière, et se prolonge de ce côté, en formant un léger coude, au niveau duquel on aperçoit une ulcération grisâtre. Le toucher rectal fait reconnaître un corps utérin médiocrement gros, mais absolument mobile sur la paroi rectale correspondante.

Il existe maintenant des douleurs lombaires vives, avec irradiations du côté des fesses et de la jambe gauche. Lorsqu'on exerce une pression sur toutes ces parties, elle provoque même des cris chez la malade. L'état général me paraît assez satisfaisant.

Opération le 25 juillet dans ma salle d'opérations, située tout près de la salle commune aux malades.

Les lésions s'étaient manifestement accentuées, et le néoplasme avait envahi une portion du vagin. La lèvre antérieure est toujours à peu près saine, mais la lèvre postérieure se trouve recouverte par des bourgeons plus mous, saignante, et qui se prolongent sur le vagin dans l'étendue d'un bon travers de doigt.

La malade a été baignée, le rectum vidé. Depuis quinze jours des injections phéniquées au 100e ont été poussées quotidiennement dans le vagin.

Le pubis et les grandes lèvres sont rasées et lavées à l'eau phéniquée, nouvelle injection vaginale phéniquée. Spray.

La malade dans la position du spéculum est anesthésiée; les jambes et les cuisses sont fortement fléchies et tenues par deux aides. Je fais écarter les parois du vagin à l'aide de trois valves plates de Jobert. Une sonde métallique est maintenue dans la vessie et poussée légèrement du côté du bas-fond de l'organe.

Je saisis transversalement le col et surtout la lèvre antérieure, qui paraît saine avec une pince à trois griffes, puis avec une seconde pince de Museux, puis je l'attire peu à peu près de la vulve.

Incision demi-circulaire de tout le cul-de-sac antérieur du vagin, en se guidant avec précaution sur la saillie que fait la sonde vésicale, et en se rapprochant plutôt du col qu'on entame légèrement. Le col se déchire, les pinces lâchent, et l'organe utérin remonte à sa place. Quatre fois cet inconvénient se reproduisit et rendit par conséquent ce premier temps de l'opération fort laborieux ; enfin une cinquième fois, je fus assez heureux pour saisir la partie inférieure du corps utérin avec ma pince à trois griffes, et maintenir l'organe jusqu'à la fin de l'opération.

Décollement de la vessie et de l'utérus avec les index, l'ongle ou un instrument mousse. Malgré la lenteur et le soin que je prends dans ce temps si délicat, je fis à la paroi postérieure de la vessie, une petite boutonnière par laquelle on vit passer l'extrémité de la sonde maintenue dans la vessie. Sans me préoccuper pour l'instant de ce désagréable accident, car la cavité vésicale était vide, et l'urine ne pouvait s'échapper par cette perforation, je procédai à l'incision du cul-de-sac vaginal postérieur, en faisant reporter fortement le col en avant, et en ayant soin de me guider sur mon doigt introduit dans le rectum. Très peu de sang jusqu'ici. Me reportant alors en avant, je déchire la séreuse péritonéale avec les deux index; mais il m'est impossible de faire basculer le corps de l'utérus. J'isole le ligament large gauche avec mon index droit qui contourne ce ligament en crochet.

Une grande aiguille de Cooper, fortement coudée et armée d'un gros fil de soie phéniqué quadruple, est glissée sur la concavité de mon doigt; les deux anses du fil étant coupées, les deux moitiés supérieures suturent très énergiquement et en masse ce ligament le plus haut possible, les deux inférieures le suturent près de la corne utérine. Section entre les deux ligatures.

Pendant que mon interne serre fortement les fils supérieurs, les plus importants, j'évite d'exercer une traction sur l'utérus, je le laisse plutôt remonter un peu. L'utérus peut alors basculer; je répète la même manœuvre et j'applique de la même façon, mais plus aisément, les ligatures du ligament large droit, et je termine par le décollement et la dissection, ce qui restait encore de tissus au niveau de cul-de-sac postérieur, en n'oubliant pas la zone du vagin atteinte par le néoplasme.

Au moment de ce dernier temps, hémorrhagie assez abondante, environ 400 grammes de sang provenant d'artères vaginales intéressées. Il est indispensable de voir d'où vient exactement l'écoulement de sang, et il me répugne d'appliquer pour ainsi dire, au hasard, des pinces hémostatiques au fond du conduit vaginal, qui se remplit de sang chaque fois qu'on en retire les éponges. Nous nous contentons de faire une injection d'eau phéniquée forte, puis de tamponner pendant quelques minutes avec des éponges phéniquées neuves. L'hémorrhagie s'arrête, l'épiploon est aperçu au fond de la plaie.

Je recherche alors la perforation vésicale, et lie autour d'elle toute la paroi vésicale en bourse avec un fil de catgut moyen. Pas de suture de la plaie du vagin.

Le pansement consiste dans l'application d'un gros drain profond, et celle d'une fine éponge neuve phéniquée attachée à un fil et poussée au fond du conduit vaginal, gaze iodoformée remplissant ce conduit sans trop le bourrer, sonde vésicale molle, laissée à demeure ; taffetas laminé, ouate et bandes de gaze appliquées sur des compresses boriquées fermant la vulve.

L'opération a duré une heure vingt minutes.

La malade est reportée dans une chambre particulière.

Suite de l'opération. — 25 juillet. Etat de collapsus assez prolongé et dû au chloroforme. Deux injections sous-cutanées d'éther. Potion de Todd. Extrait thébaïque : 0.08 centigr. — P. 100.

2° à midi et demi 36°; à 5 heures et demie 36°,8; à 8 heures 37°,4. A vomi un peu avant de prendre la première pilule d'extrait thébaïque.

Le 26. Nuit passable. A vomi deux ou trois fois. Ventre non douloureux, non ballonné. La malade s'est levée toute seule pendant la nuit, dans la ruelle de son lit pour uriner, puis elle s'est recouchée toute seule. Deux bouillons tièdes, un pot de lait froid. P. matin, 100 ; soir, 126. T. matin 37°, soir 37°,2. Opium 0.10.

Le 27. Pas de douleur abdominale. P. matin 108. T. matin 37°,4, soir 37°,6.

Le 28. La malade s'est encore levée pendant la nuit et a fait le tour de sa petite chambre sous prétexte qu'elle était fatiguée au lit ; elle a défait son pansement. P. 120. T. matin 37°,4. On refait le pansement, on retire la gaze iodoformée, on laisse le drain et l'éponge ; injection boriquée par le drain. On remet de la gaze iodoformée dans le vagin, gaze phéniquée par dessus, taffetas gommé, ouate. A mangé potage et poulet.

Le 29 Juillet : Encore de l'agitation. On supprime l'opium. Bromure de potassium, 3 grammes. Urine un peu phéniquée avec quelques petits caillots sanguins.

P. matin 128, soir 108. T. matin 37°,1, soir 38°,4. Potage, côtelette.

Le 30 Juillet : N'a pas dormi, mais est plus calme, douleur au mollet gauche, sensation de brûlure à la vulve.

P. matin 112, soir 104. T. matin 37°,8, soir 38°.

Le 31 Juillet : Quelques douleurs à la fesse gauche. P. matin 108, soir 100. T. matin 37°,6, soir 37°,8.

Le 1er août : P. matin 126, soir 100. T. matin 37°,2, soir 37°,6 Deux verres d'eau d'Hunyadi-Janos. Pansement le soir ; l'éponge est retirée, elle a une odeur très prononcée. Injection boriquée vaginale avec une seringue. Gaze iodoformée dans le vagin et phéniquée au dehors. Petites eschares superficielles à la fourchette, dues probablement à l'acide phénique fort, vaseline boriquée sur la vulve.

Le 2 août : T. matin et soir 37°,4.

Le 3 août : Pansement gaze iodoformée retirée avec le drain. Injection boriquée. Tampon d'ouate hydrophile salicylée, et vaseline boriquée. Plus de pansement externe. Lavement glycériné. T. matin 37°,2, soir 37°,4.

Le 6 août : Diarrhée, 15 selles. Sous-nitrate de bismuth 4 grammes. T. matin 37°, soir 37°,6.

Le 7 août : Se plaint d'une légère eschare sacrée et d'écorchures à la vulve. Injection boriquée avec l'irrigateur et non plus la seringue. Le toucher permet de constater que le cul-de-sac vaginal est fermé. T. matin 37°,4, soir 37°,2.

Le 11 août : On fait passer la malade dans la salle commune. T. 37°.

Le 13 août : Injection boriquée tous les deux jours. Il existe encore quelques petites croûtes au niveau de la vulve et des fesses. La malade ne veut pas se lever malgré la permission qui lui en est donnée.

Le 11 septembre : Elle sort complètement rétablie.

Le 13 octobre : La malade est venue me voir à la consultation, elle a toujours le teint un peu mat, mais elle se porte, dit-elle, très bien et marche sans aucune douleur ; pas d'écoulement suspect. Elle était venue me demander combien de fois elle pouvait satisfaire les exigences de son mari.

Examen de la pièce pathologique.

1° E. macroscopique. L'utérus enlevé mesure 8 centimètres de diamètre vertical et 5 centimètres et demi de diamètre horizontal au niveau du fond. Une section verticale de la face antérieure, montre que le néoplasme est exclusivement localisé au col, mais l'occupe en totalité autant que permettent d'en juger les dilacérations que lui ont fait subir les pinces à griffes. Les parties latérales n'offrent aucun prolongement vers les ligaments larges. La portion du vagin enlevée et attenant à la pièce est manifestement dégénérée. Péritoine et tissu rétro-vésical sain. Pas de métrite interne.

A la face postérieure du corps et un peu au-dessus de l'isthme, existe un noyau de la grosseur et de la forme d'un haricot. Son aspect à la coupe est celui d'une série de gros points blanchâtres dans un stroma plus rosé. Ce noyau est pris à l'œil nu pour du cancer. L'examen histologique, comme on le voit plus loin, en a démontré autrement. Rien sur le péritoine de la face postérieure.

2° *Examen histologique.* — L'examen histologique démontre qu'on a affaire ici à un épithélioma, que l'origine du néoplasme est dans les glandes, et que le petit noyau de la face postérieure est un fibro-myome.

OBSERVATION XVII (INÉDITE)

Tumeurs fibreuses multiples et volumineuses du corps de l'utérus. — Hystérectomie vaginale. — Guérison. — Par **M. Péan.**

Opération, le 5 août 1885. — Mademoiselle R..., âgée de 55 ans. A l'âge de 16 ans, a été obligée de garder le lit pendant quatre ans pour une paraplégie complète consécutive à un mal de Pott. Depuis elle a pu marcher, mais avec difficulté.

Depuis plus de vingt ans, outre les règles qui sont trop abondantes, elle a des métrorrhagies qui l'épuisent, et pendant cette dernière année elles ont été telles que la malade est tombée dans la plus extrême faiblesse ; souvent le pouls fait défaut, et l'on est obligé d'avoir recours à l'éther à haute dose pour ranimer la malade.

Je l'ai vue pour la première fois six semaines avant l'opération, ses téguments transparents présentaient une teinte cireuse, l'amaigrissement était extrême, l'estomac tolérait à peine une tasse de lait ou de bouillon dans les vingt-quatre heures, souvent même il le rejettait. Ce n'est que peu à peu, que nous avons habitué l'estomac à garder quelques aliments et grâce aux médicaments hémostatiques, nous étions arrivé à arrêter les hémorrhagies, tout en nous tenant prêt à agir si elles reparaissaient.

Comme la malade était vierge et présentait du vaginisme, nous avons attendu que les forces se soient relevées et dix jours avant l'opération nous avons pratiqué la divulsion de l'hymen et du vagin ; des injections de sublimé ont été faites ensuite.

Malgré les douleurs causées par cette opération, les pertes de sang n'apparaissent que quatre jours après, et comme elles devenaient menaçantes, nous avons fixé au 5 août la date de l'opération de concert avec le médecin qui soignait la malade.

La malade est placée dans la position de la fistule vésico-vaginale, je dissèque le col abaissé, j'ouvre les culs-de-sac péritonéaux et je constate, en introduisant des valves jusque dans le péritoine, que le col a doublé de longueur dans sa portion sus-vaginale, cet allongement ne s'accompagne pas d'hypertrophie, ce qui fait que le tissu tend à se déchirer sous les pinces de Museux, et j'éprouve une grande difficulté à abaisser l'utérus.

Le cathéter et le doigt introduits dans l'intérieur du canal utérin, montrent que le corps seul de l'organe a près de 18 centimètres de long ; j'en conclus que je ne pourrai l'abaisser qu'à la condition d'avoir morcelé la tumeur qu'il contient.

Je commence par pincer les ligaments larges, puis j'incise l'utérus sur ses parties latérales jusqu'au fond de l'organe ; ces incisions passent à travers une énorme masse fibreuse de 12 centimètres de diamètre, implantée dans l'épaisseur des deux faces et du fond.

J'enlève cette tumeur par morcellement avec le bistouri et les ciseaux. Après avoir enlevé cette masse, l'utérus quoique réduit à sa tunique musculaire hypertrophiée était encore volumineux, il put cependant être attiré par le cul-de-sac postérieur du péritoine. Je l'excisai entre les pinces appliquées sur les ligaments larges sans avoir de sang. L'ovaire et la trompe droite viennent ensuite faire hernie à travers la plaie vaginale, je les lie et les excise ; ceux du côté gauche ne s'étant pas présentés, je les laisse en place.

J'attire ensuite les deux ligaments larges, je les lie séparément en deux moitiés, puis je comprends la surface de section et ces ligatures dans sept points de suture métallique à anses qui me permettent de fermer les portions séreuse, muqueuse, et interstitielles de la plaie vaginale.

Bien que l'opération ait duré quatre heures, il n'y a pas eu de sang perdu, condition indispensable aux succès, nul doute que si la malade en eût perdu quelques cuillerées, elle eut succombé entre nos mains. Le soin que nous avons pris et la difficulté d'enlever par un vagin aussi étroit une tumeur si volumineuse explique la durée insolite de l'opération.

Les suites immédiates ont été des plus favorables, la température ne dépassa pas 37°,3 et le pouls ne s'éleva pas au-dessus de

90 pulsations, j'enlevai les fils le douzième jour et comme cela arrive ordinairement, ils s'étaient presque détachés d'eux-mêmes, entraînant les ligatures placées sur les ligaments larges.

Le dix-huitième jour, au moment où nous allions permettre à la malade de se lever, elle fut prise tout à coup de frisson, de fièvre, le thermomètre monta à 39°, ce qu'expliqua l'apparition d'une phlegmatia alba dolens sur le membre inférieur gauche. Compression ouatée de ce membre. Le vingtième jour la fièvre avait complètement disparu.

Le vingt-cinquième jour sans phénomène fébrile important, nouvelle phlegmatia du côté droit, comme si le caillot des veines du membre inférieur gauche s'était étendu à la partie inférieure de la veine cave; l'œdème était considérable, les douleurs très vives. Compression ouatée.

L'amélioration commence à gauche, puis le côté droit va mieux et au bout de 15 à 20 jours c'est-à-dire vers le 20 septembre, les membres inférieurs étaient dans un état relativement satisfaisant. Pendant tout ce temps, l'alimentation a été facile, le faciès était devenu bon, les forces relevées.

A cette époque, nous vîmes apparaître à la face interne du bras droit, des traînées d'angioleucite superficielle que je mis sur le compte du tempérament rhumatismal de la malade, qui, plusieurs fois déjà avait eu des attaques de rhumatisme articulaire aigü et qui, malgré nos recommandations, voulaient laisser ses bras nus hors du lit, les fenêtres étant ouvertes.

Ces accidents inflammatoires disparurent rapidement; les membres inférieurs étaient à peu près guéris.

Tout se passa bien et depuis lors, la santé de la malade est excellente.

Observation XVIII

Epithélioma du col utérin. — Hystérectomie vaginale. — Mort.
Par **M. G. Richelot.**

Herminie R..., 35 ans, est entrée à l'hôpital Bichat, le 1er Août 1885, pour un épithelioma du col utérin.

Les antécédents de cette malade se résument en quelques mots : fièvre typhoïde à 8 ou 9 ans ; réglée à 14 ans ; mariée à 20 ans ; deux grossesses.

La santé s'altère depuis trois ans environ ; douleurs dans le ventre et dans les reins ; l'appétit et les forces diminuent. Dans les premiers jours de février 1885, première métrorrhagie durant toute la nuit ; seconde perte huit jours après.

Le 15 février, elle entre à l'hôpital de Lagny (Seine-et-Marne) et subit le 26 mars, l'amputation partielle du col utérin. Elle sort le 26 avril, et pendant trois mois, va se faire panser à l'hôpital, une ou deux fois par semaine. Vers le 24 mai commencent de nouvelles pertes, jaunâtres et de mauvaises odeurs ; puis à partir du 1er juillet les pertes rousses alternent avec de vraies métrorrhagies.

Lorsqu'elle entre à l'hôpital Bichat, l'examen démontre une épithélioma végétant du col utérin, dont la limite supérieure ne peut être déterminée. L'utérus est mobile, le vagin et les ligaments larges sont indemnes. La santé générale étant bien conservée, l'intervention radicale paraît absolument légitime. Injection de sublimé, deux fois par jour, en attendant l'opération.

Avec l'aide de mes amis MM. Paul Berger et Landowski, je pratique, le 8 août, l'hystérectomie vaginale. L'anesthésie est faite par M. Poupinel, interne de service.

Après une large irrigation antiseptique, le col est saisi avec deux pinces de Museux et l'utérus facilement abaissé. Incision du cul-de-sac antérieur, décollement de la vessie avec un instrument mousse, ouverture du péritoine au fond de la place par le bistouri, puis agrandisement de l'ouverture avec les doigts, tout marche régulièrement, comme dans les observations de MM. Tillaux et Terrier.

Même manœuvre en arrière pour incister le cul-de-sac postérieur et séparer l'utérus du rectum. Alors l'index de ma main gauche accroche le bord supérieur du ligament large du côté droit, et cherche à faire basculer le fond de l'utérus en avant. Ce mouvement n'étant pas possible, je prends la résolution d'attaquer par le bord inférieur. A l'aide d'une aiguille courbe, je passe successivement deux fils de soie simple, dont l'un embrasse la moitié supérieure, et l'autre, la moitié inférieure du ligament large. M. Berger serre vigoureusement chacun de ces deux fils. Cependant n'ayant qu'une confiance limitée dans la striction ainsi produite, nous plaçons encore deux fils doubles, et M. Berger les serre de toute sa force. La manœuvre a été fort pénible et nous a demandé beaucoup de temps.

Couper au ras de l'utérus, attirer celui-ci au-dehors et placer des fils sur le second ligament large, ces divers temps ne sont plus rien pour ainsi dire. Je lie en quatre faisceaux le ligament que j'ai sous les yeux et l'utérus est complètement séparé. Mais aussitôt, je vois couler du sang, parcequ'un des quatre fils n'a pas été bien serré; il me faut prendre encore six vaisseaux avec des pinces et placer six nouveaux fils de soie. C'est alors seulement que je me décide à couper au ras tous les fils et à laisser les deux ligaments se retirer dans l'abdomen.

J'essuie doucement la plaie avec des éponges trempées dans le bichlorure, je place au fond du vagin un point de suture adossant la séreuse, de chaque côté un tube à drainage, enfin quelques tampons de gaze iodoformée; un pansement de Lister couvre la région. L'opération a duré plus d'une heure et demie.

Vomissements dans la journée, deux piqûres de morphine, Le 2, 38°,3, P. 106. Le 9 Août, les vomissements continuent, il n'y a ni ballonnement, ni douleur, piqûre de morphine. Le matin 38°, P. 118, Le soir 38°. P. 118.

Le 10, toujours quelques vomissements ; la malade est abattue et se plaint. Le soir, les vomissements ont cessé après l'ingestion de trois cuillerées d'une solution de morphine au millième. Le matin 38° 6, P. 114. Soir. 39°,4, P. 114.

Le 11. J'enlève les tampons iodoformés et les tubes, qui donnent depuis le début, un suintement sanieux ; je fais une irrigation vaginale très douce avec le sublimé, et je replace dans le vagin un peu de gaze iodoformée : Le matin 39°, 4. P. 114. La malade n'a plus de vomissements, mais l'abdomen est très douloureux. Le soir, la température monte à 40°, 4 et la mort arrive à 9 heures et demie.

L'autopsie faite le 13 août, nous montre une péritonite généralisée tous les intestins sont rouges, congestionnés, légèrement adhérents. Dans le petit bassin nous trouvons un grand verre de liquide épais, brun, rougeâtre, mélangé de pus et de sang. Le ligament large du côté droit est enveloppé de caillots qui adhèrent à la surface de section ; les fils de soie l'entourent mollement, sans l'étreindre. Du côté gauche au contraire, les fils sont bien serrés.

Observation XIX (inédite)

Epithélioma du corps de l'utérus propagé aux ligaments larges. — Hystérectomie vaginale. — Mort. — Par **M. Péan.**

Opération, le 21 août 1885. — Madame P..., âgée de 62 ans, éprouvait depuis plusieurs années des métrorrhagies presque continues qui l'avaient plongée dans un état d'anémie et de nervosisme considérable. Il en était résulté un état d'épuisement et de cachexie telle, que la malade ne pouvait plus tolérer les aliments depuis plusieurs semaines.

L'examen de la malade montra que ces symptômes étaient dus à la présence d'une tumeur maligne sarcomateuse ou épithéliale du corps de l'utérus. Bien que le col soit sain, il est facile, en tenant compte de la fétidité de l'écoulement et de la nature des bosselures du corps de l'utérus. L'ablation totale de l'organe donnant seule à cette malade des chances de guérison, nous la pratiquons avec notre collègue, M. le docteur Gallard et nos aides ordinaires.

Le col de l'utérus est détaché circulairement jusqu'à ce que le péritoine soit ouvert en arrière d'abord, en avant et à droite ensuite. A ce moment, les ligaments larges sont saisis, mais les pièces appliquées sur eux pénètrent dans un tissu mou, blanchâtre, encéphaloïde, tellement friable qu'elles coupent une artère utéro-ovarienne, le jet de sang est arrêté aussitôt par l'application d'une pince longue et droite.

Le ramollissement des tissus rend excessivement laborieuse la dissection du corps de l'utérus. Comme cet organe est envahi à à droite, depuis le col jusqu'au fond, dans toute son épaisseur, ainsi que la base du ligament large droit, il est impossible de songer à faire basculer l'utérus en le saisissant de ce côté et nous n'y parvenons qu'en attirant et en faisant basculer la partie latérale gauche, qui est moins altérée.

Dès que cet organe est suffisamment abaissé, je place de nouvelles pinces longues et courbes sur le ligament large gauche. Je constate que ce dernier est très rapproché du ligament large droit, qui est refoulé sans doute par la tumeur. Je détache l'utérus, de ce côté, jusqu'au fond, et je parviens ainsi à entraîner l'organe qui se déchire au-dessous des pinces laissées sur le ligament large droit. Je poursuis alors de mon mieux tout le tissu morbide qu'infiltre le ligament large droit, jusqu'auprès des parois du bassin en plaçant dix pinces hémostatiques que je laisse en place.

Je fais le pansement avec des éponges phéniquées.

L'opération avait duré deux heures, en raison des difficultés dues au volume de la tumeur, et à l'infiltation de la totalité du ligament large droit et au morcellement de l'utérus, impossible à extraire entier.

Ce morcellement n'a pas donné de sang, il a beaucoup abrégé la durée de l'opération. Les ovaires et les trompes ont été aussi enlevés, le droit était envahi par le néoplasme, le gauche était plat, flétri, couvert de cicatrices. La tumeur avait gagné toute la portion droite et tout le fond de l'utérus ; en plusieurs points la couche musculaire était complètement détruite ; en d'autres, hypertrophiée. Le tissu morbide était blanchâtre ressemblant par places à une masse fibreuse ramollie.

L'examen histologique a montré qu'il s'agissait d'un épithélioma

La malade n'a pas eu de fièvre après l'opération ; la réaction a été difficile, ce qui ne pouvait s'expliqner que par l'âge de la malade et par l'anémie antérieure, puisqu'elle n'avait pas perdu de sang.

Les deux premiers jours, elle fut calme, n'eut pas de nausées ; put prendre quelques aliments ; le pouls ne dépassa pas 90 pulsations, la température ne s'éleva pas au-dessus de 38°.

Le troisième jour : pouls 90. T. 37°,3, pas de douleur abdominale ; il n'y avait rien de particulier à noter qu'un peu d'algidité, lorsque, subitement, la malade mourut soit par embolie, soit par épuisement nerveux, sans que rien n'ait pu faire prévoir cette terminaison fâcheuse qui, d'ailleurs, n'était pas aussi regrettable que s'il se fut agi d'une tumeur qui n'aurait pas présenté des chances de récidive.

Observation XX

Hystérectomie par la voie vaginale pour un cancer de l'utérus. — Mort. — Par **M. Le Dentu.**

(Observation recueillie par M. Berthod, interne du service.)

Joséphine H..., 33 ans, couturière, entre le 1er octobre 1885 à l'hôpital St-Louis, salle Denonvilliers, service de M. Le Dentu. Amaigrie, d'une pâleur cireuse, elle paraît très affaiblie, à la suite, dit-elle, de pertes de sang considérables qu'elle a subies et qui ont déterminé son médecin à la faire traiter à l'hôpital.

Les antécédents héréditaires du côté du père et de la mère, interrogés avec soin, ne nous fournissent aucun renseignement. Elle-même a eu six enfants. Ses couches ont été bonnes, et c'est seulement deux ans après la dernière, c'est-à-dire, il y a environ quatre ans, qu'elle aurait vu débuter l'affection dont elle souffre en ce moment. Des douleurs extrêmement vives, des pertes blanches, puis roussâtres, enfin des ménorrhagies, dans l'intervalle des règles, en marquèrent les principaux stades, et aujourd'hui. elle se présente à nous dans l'état suivant :

H... est d'une grande faiblesse, très anémiée, elle mange peu, mais cependant n'a point de dégoût pour les aliments. Ses poumons fonctionnent normalement ; souffle anémique au cœur, ainsi que dans les vaisseaux du cou.

Les urines sont rendues en quantité normale et ne contiennent ni sucre ni albumine.

Les viscères abdominaux : foie, rate, reins ne révèlent aucun changement notable à la palpation ou à la percussion ; mais l'utérus est augmenté de volume, est sensible à la pression, son fond dépasse le niveau du pubis, il ne paraît point cependant sensiblement déformé. Sur ses parties latérales et particulièrement à droite, quoique les plans profonds aient conservé la rénitence qui leur est propre, la pression de la main est assez douloureusement ressentie.

Le toucher vaginal fait reconnaître un col volumineux, hypertrophié et fongueux, surtout au niveau de la lèvre postérieure ; l'orifice en est largement béant et admet facilement la pulpe de l'index ; l'utérus paraît avoir un volume sensiblement double de celui qu'il présente à l'état normal ; mais il est régulier et mobile, il n'est point dévié, et au devant de lui, la cloison vésico-vaginale et la paroi vésicale elle-même, paraissent n'avoir subi aucune modification pathologique.

Par le rectum, on arrive avec l'index recourbé a accrocher le fond de l'utérus. Le cul-de-sac de Douglas est libre, et les ligaments larges sont normaux ; sur les parties latérales on ne perçoit pas trace d'induration.

L'examen au spéculum pratiqué avec précaution en raison de la facilité avec laquelle la malade perd du sang, fait voir d'une façon bien nette qu'il s'agit d'un épithélioma du col utérin, propagé vraisemblablement à la muqueuse du corps.

Dans ces conditions, se fondant sur l'âge peu avancé de la malade, sur les hémorrhagies utérines qui l'affaiblissent de jour en jour, et dont aucune médication ne paraît jusqu'ici avoir eu raison, sur la localisation qui paraît bien nette de la lésion à l'utérus, sur les instances de la malade elle-même qui réclame une intervention radicale, enfin sur l'impossibilité de dépasser les limites du mal, par l'amputation du col, M. Le Dentu se propose de pratiquer l'ablation totale de l'organe dégénéré.

La malade est soumise d'abord à un régime reconstituant, en même temps que des injections antiseptiques (chloral au 100e, acide phénique au 200e, permanganate de potasse au 300e) dans le vagin et des applications de poudre d'iodoforme sur le col utérin, sont prescrites successivement. Sous l'influence de ce traitement, les hémorrhagies cessèrent, l'état général se releva un peu. Les lésions d'autre part paraissaient toujours bien limitées à la matrice, si bien que cinq jours après la fin de l'écoulement menstruel, M. Le Dentu se décida à pratiquer l'hystérectomie par la voie vaginale.

La veille, H..., a pris un grand bain savonneux très chaud, une injection phéniquée à 1/40e a été pratiquée dans le vagin, et le matin même de l'opération une nouvelle injection phéniquée à 1/20e a été faite au moyen d'un entonnoir en verre.

L'opération fut exécutée le 20 octobre, avec l'aide de MM. les Drs Walther et Auvard, anciens internes de M. Le Dentu. Commencé à 9 h. 40, elle ne fut terminée qu'à 11 h. 45 et, pendant plus de deux heures, la malade fut soumise au chloroforme. Dans ce temps, sont comprises toutes les précautions préliminaires : enveloppement des jambes, savonnage, lavages phéniqués, antisepsie vaginale, cathétérisme. Nous indiquerons sommairement les temps principaux de l'opération.

1° L'utérus est amené à la vulve sans grand effort, au moyen de tractions avec deux fortes pinces de Museux, placées l'une après l'autre, de plus en plus haut.

2° Incision circulaire de la muqueuse vaginale autour et un peu en dehors du col utérin, décollement avec la spatule et avec le doigt de la vessie en avant, déchirure avec le doigt du péritoine dans le cul-de-sac antérieur. Ce temps a été facilité par l'introduction d'une sonde directrice dans la vessie.

3° Le bord supérieur du ligament large droit est accroché avec l'index de la main gauche et attiré en bas. A un centimètre environ en dehors du bord de l'utérus, et au moyen d'un porte-fil spécial, M. Le Dentu pratique dans le ligament large droit, quatre ligatures élastiques : la trompe qui a pu être facilement isolée, est entourée d'un fil spécial de forte soie phéniquée.

Passant alors au côté gauche, M. Le Dentu jette une première ligature élastique sur la trompe ; puis tente d'opérer comme il a fait à droite ; mais la tension des parties crée de telles difficultés qu'il est reconnu nécessaire de sectionner d'abord le ligament large droit entre deux pinces courbes. Ceci fait, deux fortes ligatures en soie sont jetées à gauche ; le ligament large de ce côté se trouve alors lié en 3 segments. Section de ce même ligament entre deux pinces courbes, comme pour le premier.

L'utérus, libéré de ses dernières attaches, est facilement enlevé.

Sans se préoccuper de suturer le péritoine, et, voulant d'ailleurs laisser à demeure pour plus de sûreté contre l'hémorrhagie les grandes pinces des ligaments larges, M. Le Dentu place au fond du cylindre vaginal deux sutures en soie qui rétréciront sans l'obturer complètement, l'orifice de communication avec le péritoine. A ce moment une petite artériole donne sur la droite, au fond du vagin et nécessite l'application d'une pince hémostatique.

M. Le Dentu, en dehors des sutures vaginales et de chaque côté, place un drain qui pénètre dans le péritoine et vient aboutir à la vulve ; il introduit également à droite et presque au fond un petit tampon de gaze iodoformée, et remplit le vagin de gaze iodoformée. Pansement avec la ouate hydrophile et bandage de corps.

A 2 heures, la malade était très abattue son pouls était très petit; elle se plaint de douleurs vives et de ténesme vésical.

Le cathétérisme évacue quelques gouttes d'une urine noirâtre, mais non sanglante. Champagne frappé, rhum étendu d'eau glacée. A 5 heures 36°,5. R. 30. P. 113. très faible. A 7 h. 30. M. Le Dentu prévit une issue fatale prochaine et à 11 h. 15 minutes, c'est-à-dire un peu moins de douze heures après l'opération, la malade succombait dans le collapsus.

Autopsie. — L'autopsie fut pratiquée le 22 octobre, 33 heures après la mort.

Plèvres saines, parenchyme pulmonaire légèrement induré au niveau des deux sommets, un peu de conjestion hypostatique, pas d'épanchement dans le péricarde, cœur légèrement graisseux; les orifices en sont sains, les valvulves intactes : petits caillots fibrineux dans l'intérieur des ventricules.

L'estomac est distendu par les liquides.

Rate petite, 115 grammes; reins anémiés, exsangues, la capsule se détache facilement; au microscope, leur substance est normale, ils pèsent 90 grammes à gauche et 120 à droite.

Le foie (780 gr.) est extrêmement petit, exsangue, la coupe ne révèle aucune lésion appréciable à l'œil nu; légère congestion de la moitié droite de l'intestin. pas trace de péritonite à sa surface.

Pour bien étudier l'état des parties voisines de l'utérus, les organes pelviens sont enlevés en masse.

Quelques petits caillots se sont formés à la partie inférieure de la cavité péritonéale, un tampon y a été introduit et est retrouvé accolé au drain de droite.

Au niveau du ligament large droit, les quatre ligatures élastiques tiennent solidement, sauf une qui semble coupée mais qui tient en place; elles n'ont point été intéressées lors de la section avec le bistouri; il en est de même à gauche.

Les ligaments larges et les organes qu'ils contiennent ne sont point dégénérés non plus que le rectum et la vessie; pas traces de ganglions envahis par le cancer dans les alentours.

Les uretères dans l'intérieur desquels M. Le Dentu a introduit par la vessie de petites bougies, sont reconnus intacts : nulle part, ils n'ont été intéressés par les liens posés sur les vaisseaux ; mais on reconnaît que leur embouchure dans la vessie, se fait très près du cul-de-sac artificiel que forment, au fond du vagin, les deux points de suture appliqués pour réunir les parois vaginales.

C'est donc pendant le premier temps de l'opération, lors de la section circulaire de la paroi vaginale, et à la fin, lorsqu'une pince dût être placée et maintenue sur un vaisseau qui donnait au fond du vagin, que leur blessure était le plus à redouter.

Examen de la pièce. — L'utérus extirpé pèse 117 grammes, il est long de 12 centimètres, large de 7 et épais de 6 ; son col est particulièrement volumineux, il ne paraît point trop déformé.

Le tissu morbide se rencontre surtout au niveau de la lèvre postérieure du col, qui est exubérante et ulcérée en plusieurs endroits. La portion directement attenante du cul-de-sac vaginal postérieur est également atteinte. Sur une coupe à l'œil nu, le parenchyme utérin paraît sain au niveau du corps, mais la muqueuse n'a point son apparence normale, quoiqu'elle ne soit point ulcérée, peut-être est-ce là un commencement d'envahissement par le néoplasme.

L'examen microscopique pratiqué au Collège de France a démontré depuis qu'il s'agissait d'un épithélioma pavimenteux lobulé, dont le joint de départ se trouvait dans les cellules pavimenteuses du col de l'utérus. Le tissu du corps est intact, malgré l'hypertrophie signalée plus haut, mais les lésions dépassaient en haut les insertions vaginales.

Observation XXI

Epithélioma du col de l'utérus. — Extirpation totale de l'utérus par le vagin. — Par **M. A. H. Marchand.**

F. D..., 42 ans, entrée à l'hôpital de la Maternité, salle Levret, le 23 septembre 1885.

Pas d'antécédents héréditaires; son père et sa mère vivent encore.

Elle a eu dix enfants à terme et deux fausses couches, son dernier accouchement remonte à deux ans.

Elle a été réglée à 14 ans et demi, et la menstruation a toujours été régulière jusqu'à ces derniers temps. Les règles durent en général cinq à six jours et ne sont pas très abondantes.

Depuis six mois la malade se plaint de pertes rougeâtres qui se montrent tous les jours.

Ces pertes sont peu abondantes, mais il ne se passe pas de jour sans qu'il n'y ait un léger écoulement.

Elle a eu une véritable hémorrhagie le 1er octobre; celle-ci a duré cinq jours, pendant lesquels la malade a perdu une assez grande quantité de sang.

La malade a pâli depuis le début de l'écoulement, mais sans prendre une teinte cachectique; mais son état général est satisfaisant, l'appétit bon, les principales fonctions normales. Elle n'a jamais souffert, et son attention n'a été éveillée que par l'écoulement rougeâtre déjà mentionné.

Le toucher vaginal montre que le col est le siège d'un épithélioma ulcéré occupant toute son étendue. La portion vaginale, usée par les nombreux accouchements, rongée par l'ulcération, ne fait presque aucune saillie dans le vagin. Au centre de la surface ulcérée, on trouve une dépression anfractueuse dans laquelle le doigt pénètre facilement et qui n'est autre que la cavité cervicale, agrandie, irrégulière. La dégénérescence remonte donc très haut vers le corps utérin, et, selon toute vraisemblance, la portion sus-vaginale est envahie en totalité.

Les culs-de-sac antérieur et latéraux du vagin sont libres, le postérieur présente une certaine rigidité qui empêche le spéculum de le développer complètement.

A droite, sans qu'on puisse constater la moindre induration, l'exploration bi-manuelle est douloureuse. Le corps de l'utérus est volumineux, du reste, son fond atteint et dépasse même le bord supérieur de la symphyse pubienne.

Les pressions exercées sur cette partie de l'organe amènent un abaissement notable, ce qui confirme les données fournies par le toucher, concernant la mobilité de l'organe et conséquemment l'état anatomique des ligaments larges.

L'extirpation totale par le vagin me semble, dans l'espèce, la suprême ressource qui puisse être tentée, aucune autre opération complète, tout en restant partielle, ne pouvant être pratiquée.

Le 28 octobre 1885, assisté par mes excellents collègues, MM. Marc Sée et Ch. Monod, je procédai à l'extirpation totale de la façon suivante : Après une minutieuse injection antiseptique, je saisis au niveau des insertions vaginales antérieures ce qui restait du col, au moyen de deux pinces de Museux ; je pus, sans exercer de tractions bien énergiques, aidé par une douce pression exercée sur le fond de l'utérus, amener ce dernier à peu de distance de la vulve. Le vagin suivit l'utérus dans sa descente, en s'inversant sans difficulté en avant et sur les côtés. En arrière, le cul-de-sac se déplissa peu et l'inversion ne put s'effectuer qu'en avant d'une mince bandelette de tissu vaginal induré. La lèvre postérieure du col restait donc cachée au fond d'une petite rigole semi-circulaire, limitée en avant par la paroi vaginale saine faisant valvule.

J'incisai d'abord le cul-de-sac antérieur et procédai au décollement de la vessie. Ce temps s'effectua sans difficultés et très rapidement ; aucun vaisseau de quelque importance ne fut ouvert, et je parvins au cul-de-sac vésico-utérin, qui fut aisément abaissé au moyen d'une pince à griffes et ouvert d'un coup de ciseaux.

Je fis ensuite l'incision postérieure en avant du repli valvulaire décrit plus haut. Le cul-de-sac recto-vaginal était oblitéré par d'anciennes adhérences et ne put être rapidement ouvert, aussi n'arrivai-je à la séreuse qu'après une dissection assez difficile, pendant laquelle je me préoccupais de rester à une distance respectable du rectum. La grande séreuse ne fut atteinte et ouverte qu'à la partie supérieure du col, ainsi que le démontre la pièce extirpée. Je ne trouvai du reste, l'opération achevée, aucun prolongement séreux intermédiaire au vagin et au rectum, comme cela eût été si la séreuse avait été incisée au-dessus du cul-de-sac de Douglas intact.

J'intéressai pendant cette dissection quelques vaisseaux, peu volumineux, il est vrai; la légère hémorrhagie qu'ils fournirent fut provisoirement réprimée avec des éponges phéniquées et des irrigations chaudes.

L'utérus, séparé de ses connexions en avant et en arrière, et le péritoine largement ouvert des deux côtés, je trouvai entre le corps de l'organe, le rectum et la face postérieure de la vessie, des adhérences péritonéales anciennes, assez longues et peu résistantes ; ces dernières détruites, je fis basculer l'utérus en arrière. Pour l'exécution de ce temps, j'exerçai des tractions au moyen d'une pince de Museux implantée sur sa face postérieure, en même temps que deux doigts introduits par le cul-de-sac vésico-utérin exerçaient une pression sur sa face antérieure.

Le renversement se fit facilement; le fond de l'utérus fut amené à la vulve, ainsi que le bord supérieur des ligaments larges tordus sur eux-mêmes.

Ceux-ci furent traversés, à leur partie moyenne, par un double cordonnet de soie forte ; deux anses entre-croisées furent ainsi formées et serrées fortement. Je détachai le ligament large gauche le premier, et, bien que le droit fut intact et que je n'eusse pas pris la précaution de faire une double ligature, la section utérine ne donna presque pas de sang. Le ligament droit fut ensuite traité de la même façon et l'utérus complètement séparé. La ligature du premier ligament large fut effectuée sans aucune difficulté, ce qui tient sûrement à la laxité de ce dernier.

L'opération avait duré une heure un quart, y compris le pansement et l'application des pinces à forcipressure, après des tentatives prolongées et inutiles pour saisir isolément les vaisseaux et les lier. Ce fut ce contre-temps, dû à l'hémorrhagie provenant de la paroi postérieure du vagin, qui détermina indirectement l'accident par suite duquel la guérison a tant tardé chez cette malade.

Jusqu'au quatrième jour de l'opération, rien à signaler ; en effet, la malade se releva parfaitement, la température ne dépassa pas 30°,4 ; premier jour, le soir, 38°,7, 38°,3.

Le quatrième jour, 1er novembre, la température est normale (le matin 37°,4). Je m'aperçus ce jour même, pour la première fois, que l'écoulement vaginal, qui était absolument inodore le jour précédent, avait pris une teinte brune et contractait une odeur notable de sphacèle. Je prescris trois lavages par jour avec la solution de sublimé à 1/200.

Le neuvième jour, 5 novembre, à l'occasion d'une selle provoquée par une légère dose d'huile de ricin, des matières fécales sont rendues par le vagin. Le toucher me fit constater une large perforation du rectum siégeant très haut au centre de la cavité opératoire, et admettant aisément le bout de l'index.

A partir de ce jour, des matières fécales passèrent largement par le vagin en même temps que par l'anus. Je constipai la malade, mais celle-ci n'était que peu influencée par des doses d'opium relativement considérables (0,12 centigrammes d'extrait thébaïque par jour).

19 novembre : La température a remonté notablement, quoique la malade, entièrement constipée, n'eut rien rendu par le vagin ; depuis plusieurs jours 39°,2, le soir 40 degrés.

Les lavages quotidiens n'avaient non plus rien entraîné. En touchant la malade pour tâcher de découvrir la cause de cette aggravation, je trouve le fond du vagin, toute la cavité opératoire, remplie par une masse de matières fécales dures du volume d'un gros œuf. On procède au curage de cette cavité, ainsi que de l'intestin. Les jours suivants, on multiplie les lavages, qui sont confiés à une élève sage-femme et parfaitement exécutés.

La température tombe de nouveau les jours suivants.

Le 13 décembre. Depuis quelques jours, la température a monté de nouveau, l'appétit s'est perdu et la malade a de petits frissons le soir. On constate une tuméfaction douloureuse au-dessus de l'arcade crurale. Incision, issue d'un verre de pus fétide, d'odeur fécaloïde. Drainage, lavages antiseptiques. A partir de ce moment, 20 décembre, l'état de la malade s'est rapidement amélioré, l'appétit est revenu, la température est normale, mais les matières passent toujours par le vagin. La cavité opératoire est très rétrécie la fistule semble moins étendue.

Le 28. Les matières ne passent presque plus par le vagin quoique la perforation persiste encore, mais ses bords semblent s'être épaissis.

Le 8 janvier : La malade ne perd décidément plus rien par le vagin. La cavité opératoire est comblée, le vagin se termine par un cul-de-sac absolument imperforé. Du côté du rectum, on sent une ligne cicatricielle indiquant le siège de la perforation, qu'on n'atteint plus du reste par le vagin.

L'état de la malade est excellent, elle se lève toute la journée, a un bon appétit et a repris depuis quelque temps un notable embonpoint.

Le 13. La malade attend son départ pour le Vésinet.

La malade s'est présentée de nouveau à mon examen, le 11 février, à l'hôpital Saint-Antoine. Le fond du vagin présente une cicatrice transversale avec une légère dépression médiane. Le toucher vaginal et le toucher rectal combinés ne décèlent aucune induration profonde de fâcheuse signification. Tous les tissus sont au contraire, mous et flexibles. On ne constate rien non plus vers les parois latérales de l'excavation pelvienne, si fortement que le doigt soit dirigé vers elles, par le vagin ou le rectum. L'état général est on ne peut plus satisfaisant, et la malade a repris ses travaux habituels. (Elle est vernisseuse.)

L'utérus enlevé mesurait 12 centimètres de diamètre vertical. La portion cervicale était envahie en totalité par le néoplasme constitué par un tissu blanchâtre très friable. La dégénérescence avait débuté par la cavité cervicale ; car manifestement en arrière, il existe une petite zone de tissu utérin normal. Elle s'arrête assez nettement au niveau de l'orifice interne.

Le corps est volumineux, à parois un peu épaissies, mais saines. La cavité du corps est un peu agrandie et tapissée par une muqueuse saine.

Observation XXII

Epithélioma du col de l'utérus. — Hystérectomie vaginale. — Guérison. — Par **M. Terrier.**

(Observation rédigée sur les notes fournies par M. Lepage, interne du service)

M... (Céline), mécanicienne, âgée de 35 ans, demeurant rue Duranton, entre le 23 octobre 1885 dans notre service de chirurgie de l'hôpital Bichat, salle Chassaignac, n° 9.

Cette femme, née à Paris, a perdu son père à l'âge de 72 ans, d'une attaque d'apoplexie ; sa mère serait morte à 42 ans d'une affection pulmonaire ; deux sœurs ont succombé à la phtisie, l'une à 19 ans, l'autre à 20 ans. Il ne lui reste qu'un frère sur lequel elle ne peut fournir de renseignements.

Jamais malade dans son enfance, qui s'est passée à la campagne, Mme M... a été reglée à 15 ans, et, depuis cette date, ses époques sont régulières et durent de deux à trois jours ; elle perdait en blanc dans l'intervalle de ses règles.

A 18 ans, pneunomie à droite, qui tient la malade six semaines au lit ; à 30 ans, nouvelle pneunomie du même côté qui dure deux mois. Pas de crachements de sang, pas de bronchites fréquentes. Il y a cinq ans, la malade fut atteinte d'une laryngite qui persiste encore aujourd'hui ; pendant trois ans, aphonie presque complète. Mme M... fut soignée par M. le Dr Cusco à l'Hôtel-Dieu, mais sans grand succès, car la voix n'est que très peu revenue et persiste rauque et pénible.

Il n'y a jamais eu de grossesses ni de fausses couches et, actuellement encore, la malade est parfaitement réglée.

Depuis la fin de juillet 1885, Mme M... s'aperçut qu'elle perdait des eaux rousses, et même un peu de sang dans l'intervalle des règles ; du reste cet écoulement était peu abondant et n'avait pas d'odeur. Pas de souffrances, ni du côté des reins, ni du côté du bas-ventre.

Le 19 septembre, la malade consulta mon collègue de l'hôpital, M. le Dr Gougenheim, qui pratiqua une cautérisation au thermocautère et prescrivit des injections vaginales avec la solution de sublimé au 1,000e. N'obtenant pas de résultat et ayant diagnostiqué la néoformation, mon collègue, M. Gougenheim, m'adressa la malade pour l'opérer.

La malade est en très bon état, et n'a pas maigri, son appétit est excellent, les digestions faciles ; pas de constipation.

L'examen du thorax fait reconnaître un peu de matité en arrière et à droite, côté des deux pneumonies antérieures ; la respiration est rude au sommet.

Au cœur, un peu de prolongement du premier temps à la pointe. Les urines sont en quantité normale et ne contiennent ni sucre, ni albumine.

Il n'existe aucune trace de syphilis ancienne ou récente, la malade a une chevelure noire abondante. Cependant la voix est éteinte, éraillée et désagréable ce qui paraît tenir à une laryngite chronique dont la cause ne m'a pas paru facile a déterminer. Du reste, on n'a pas fait d'examen laryngoscopique, au moins dans le service.

Le toucher vaginal est un peu douloureux, surtout à droite ; le col est volumineux, les deux lèvres font une saillie considérable dans le vagin ; toutefois, le doigt circonscrit très bien cette tumeur en avant et sur les côtes, plus difficilement en arrière, l'utérus étant en antéversion. Les culs-de-sac sont libres et, combinant le toucher à la palpation des fosses iliaques, on ne sent pas d'engorgement ganglionnaire ni sur les côtés de l'utérus, ni dans la fosse iliaque. Cet examen fait perdre du sang à la malade ; en effet, l'application du spéculum permet d'apercevoir un col végétant, volumineux et saignant au moindre contact. En fait, le néoplasme sur la nature duquel on ne peut avoir de doutes, est limité au col utérin, d'où l'indication de tenter l'extirpation de tout l'organe par le vagin.

La malade fut préparée à cette opération par de grands bains, le repos au lit et des injections de solution de sublimé au demi-millième. Deux injections étant faites par jour, en outre un linge imbibé de solution phéniquée faible, fut placé sur la vulve.

L'opération fut faite le 16 novembre 1885, avec l'aide de mes internes. MM. Lepage et Poupinel, et l'assistance de mon collègue et ami M. Gustave Richelot.

La malade endormie, fut placée en travers de son lit, par conséquent, l'opération a eu lieu dans la salle des malades. Les deux jambes enveloppées de ouate, maintenues écartées et fléchies par deux aides. Avant toute intervention, je fais un lavage complet du vagin avec la solution de bichlorure au millième, et je rase les poils situés dans toute la hauteur des grandes lèvres.

Puis, je dilatai la vulve, ce qui ne fut pas facile, les tissus étant fort résistants et la malade n'ayant jamais eu d'enfants. Cette étroitesse de la vulve accrut beaucoup les difficultés de l'opération.

Deux pinces de Museux furent placées sur le col et l'attirèrent un peu en bas ; mais cet abaissement fut très insuffisant. Incision courbe des insertions vaginales à la partie supérieure du col. Cette incision, quoique profonde, fut assez facile, et je la conduisis toujours en remontant du côté de l'utérus. Une sonde métallique, placée dans la vessie, servit un instant de guide à l'opérateur. Le cul-de-sac péritonéal fut long à atteindre, et je n'y arrivai qu'après avoir sectionné le tissu cellulaire sous-péritonéal avec des ciseaux mousses. Les mêmes ciseaux me servirent pour inciser le cul-de-sac vésico-utérin situé très profondément, par suite du non abaissement de l'utérus.

Le cul-de-sac ouvert, la section du péritoine fut agrandie latéralement à l'aide des doigts et par la déchirure d'un certain nombre de brides celluleuses intra-péritonéales. Il se fait une petite hernie de l'épiploon qui est réduite et maintenue telle par une éponge placée sur une pince à pression. Deux pinces à pression sont placées sur des artérioles vaginales qui donnaient pas mal de sang.

Ajoutons que pour faciliter la dissection du cul-de-sac antérieur, j'avais placé une anse de fil dans la paroi vésico-vaginale, de façon à la faire attirer en haut et en avant par un aide.

Le col utérin, toujours bien saisi par les pinces, est alors attiré en avant et en haut, pour rendre possible l'incision des attaches postérieure du vagin au col de l'utérus. Cette incision postérieure fut très difficile à faire, vu le volume de la lèvre postérieure du col; aussi celle-ci dût-elle être saisie avec une érigne double, et attirée vigoureusement en avant et en haut.

Commencée avec le bistouri; l'incision postérieure fut continuée avec les ciseaux mousses, enfin les tissus furent déchirés avec les doigts. Le cul-de-sac péritonéal postérieur, recto-utérin, fut ouvert avec des ciseaux mousses, mais sans le voir et par tâtonnement. Le toucher rectal nous guida quelques instants dans la direction à donner aux incisions profondes. Cette ouverture du cul-de-sac postérieur, complétée avec les doigts, donna peu de sang, comparativement à ce qui s'était passé pour le cul-de-sac antérieur.

L'utérus, petit et mobile, n'est donc plus adhérent que par ses deux ligaments, qu'il faut maintenant lier et sectionner.

Je commence par le ligament latéral gauche, trois fils y sont passés à l'aide d'une aiguille courbe et mousse, munie d'un chas près de son extrémité; les trois anses placées, elles sont entre-croisées en chaîne, de façon à les rendre toutes dépendantes les unes des autres. Ceci fait, on les lie successivement, d'abord l'anse supérieure, puis l'anse moyenne, enfin l'anse inférieure.

Le ligament latéral gauche est alors sectionné en rasant l'utérus, car il existe une assez faible distance entre les points où l'on a pu passer les anses de fil et le bord utérin. Cette section faite, il s'écoule du sang qui paraît provenir de la partie supérieure du ligament large sectionné. On place à demeure une grosse éponge montée sur une pince à pression, de manière à pouvoir arrêter le sang au moins temporairement et continuer l'opération.

Je passe alors au ligament large droit, et j'y passe trois fils en anses qui sont entre-croisés et serrés de haut en bas, comme du côté gauche. Malheureusement le premier fil, situé à la partie supérieure du ligament, se casse et doit être remplacé, d'où une certaine perte de temps. Les trois fils serrés on sectionne le ligament au ras de l'utérus et on enlève cet organe.

De ce côté l'hémostase est parfaite, il n'en est pas de même à gauche. En tirant sur les ligatures inférieures et en écartant les parois vaginales avec des rétracteurs, on voit nettement que le fil de la première ligature supérieure du ligament large a cédé, et que le sang s'écoule par trois ou quatre artérioles. Avec peine, on y place trois pinces hénostatiques et on essaie de les lier, mais les vaisseaux sont trop profonds et cette ligature, tentée plusieurs fois, échoue toujours.

En fin de compte, deux pinces à pression sont placées sur ces vaisseaux et comme l'hémostase est alors parfaite, on les laisse en place.

Un point de suture est placé dans le vagin et le ferme en partie. Un drain volumineux est fixé dans le cul-de-sac postérieur et le vagin est rempli de tampons d'ouate iodoformée. Ouate phéniquée sur la vulve garnie elle-même d'ouate iodoformée et bandage en T.

L'opération fort pénible, vu la petitesse de la vulve et les accidents hémorrhagiques a duré plus de deux heures (2 h. 1/4.)

Dans l'après-midi la malade est agitée et vomit des matières aqueuses ; elle se plaint de souffrir du côté des jambes et dans le bas-ventre. Injection d'une demi-seringue de chlorhydrate de morphine au centième. Champagne frappé.

Le soir, la malade est plus calme. Ventre peu douloureux et non ballonné.

La langue est large et humide. Myosis très accusé.

L'urine retirée par la sonde est parfaitement transparente. T. 28. R. 110. R. 29.

17 novembre. Un vomissement aqueux, hoquet fréquent, ventre souple et indolore au palper. Nuit assez calme. On retire les deux pinces hémostatiques qui sont un peu adhérentes.

Enfin, malgré nos craintes, ces deux pinces furent assez faciles à extraire, ce qui, croyons-nous, est d'une importance capitale.

La malade qu'on sonde régulièrement toutes les 4 à 5 heures a rendu un litre d'urine en 24 heures.

Dans l'après-midi, quelques douleurs de ventre, et expulsion de gaz par l'anus. Le hoquet persiste et il y a encore deux vomissements aqueux.

T. matin 37°,8 ; soir 38°, R. matin, 28; soir, 28.

19 novembre. La malade a bien dormi dans la nuit. Douleurs de reins et hoquet encore persistant. Agitation assez marquée. Un vomissement bilieux dans l'après-midi. Elle rend des gaz par l'anus et a uriné un litre et demi en 24 heures.

T. matin. 37°,4 ; soir, 37°,8 R. matin, 25 ; soir, 26.

18 novembre. Nuit agitée, douleurs de reins. Léger suintement sanguin qui tache les tempons d'ouate iodoformée. Hoquet moindre.

T. matin. 37°,6 ; soir, 37°,8.

20 novembre. Le tube à drainage placé dans le vagin est retiré. Puis on pratique une injection intra-vaginale au sublimé : après avoir retiré quelques tampons d'ouate iodoformée. Cet enlèvement des tampons, fait avec les doigts est douloureux, ce qui tient à l'étroitesse de la vulve, dont les bords ont été contus et excoriés dans les manœuvres opératoires.

T. matin, 37°,2; soir, 38.

22 Novembre. Un peu d'excitation cérébrale surtout la nuit. Elle se lève seule et va s'asseoir sur une chaise. Alimentation facile.

T. matin, 37°; soir, 38°,5.

Le 23. Deux tampons d'ouate iodoformée sont retirés (7e jour) et ils sont absolument dépourvus d'odeur. Alimentation avec des potages et du pain.

Le 24. Etat général excellent.

T. matin, 37° ; soir, 37°,3.

Deux injections vaginales avec le sublimé au millième sont faites tous les jours.

Le 27. La malade s'assied sur son lit et ne souffre plus du tout du côté des reins ou du ventre. On cesse les injections de morphine qu'on lui faisait régulièrement tous les soirs, pour faciliter le sommeil.

Le 28. L'état général est parfait, et la malade est très calme. Elle affirme ne se rappeler que très vaguement ce qui s'est passé pendant les huit jours qui ont suivi son opération ; il est bon de noter que, pendant ce temps, la malade était constamment sous l'influence de l'alcool : champagne, grog au rhum et de la morphine.

6 décembre. La malade se lève pour la première fois et ressent quelques douleurs dans les jambes et le bas-ventre. Pas de douleurs de reins. Aucun écoulement par la vulve.

Le 10. Deux tampons d'ouate iodoformée se présentent à la vulve et sont retirés. Ils n'ont aucune odeur.

Le 14. L'examen au spéculum permet d'apercevoir la cicatrice transversale des parois vaginales. Cicatrice enfoncée, régulière et qui ressemble parfaitement à la fente d'un col un peu gros, circonscrit par deux lèvres qui sont ici les replis du vagin. Le point de suture en soie du fond du vagin est retiré.

Le 15. Quelques douleurs en urinant et après la miction. En fait, légère cystite avec mictions fréquentes, il y a un peu de vaginisme.

Le 18. Mme M.... dont les troubles vésicaux se sont améliorés notablement part au Vésinet en convalescence.

L'utérus enlevé était régulier et petit. Le col est augmenté de volume, et dégénéré surtout dans sa lèvre postérieure, la plus volumineuse. La dégénérescence épithéliale pénètre dans la cavité du col, mais s'y arrête, la cavité du corps paraît tout à fait normale et n'est pas dilatée, du reste elle communique largement avec la cavité du col. La muqueuse utérine et parfaitement lisse et non altérée.

A gauche l'altération organique du col est encore assez éloignée du cul-de-sac vaginal correspondant ; il n'en est pas de même à droite, ou la dégénérescence atteint presque la section faite sur le vagin.

Sur la face antérieure de l'utérus, se remarquent les traces des tractus celluleux qui ont gêné pendant l'opération.

L'utérus enlevé à 7 centimètres et demi de long, 4 centimètres de largeur, au niveau du fond, 4 centimètres au col, et enfin 3centimètres à la réunion du corps et du col.

La nature de la néoformation a été déterminée par M. Poupinel au laboratoire du collège de France. Il s'agit d'un épithélioma pavimenteux à forme lobulée.

Observation XXIII (inédite)

Douleurs pelviennes atroces. — Violentes attaques d'hystérie. — Idées de suicide. — Hystérectomie vaginale. — Guérison. — Par **M. Péan.**

Opération, le 16 *février* 1886.— Madame T..., d'Ailly-sur-Noye, âgée de 32 ans, éprouvait d'horribles douleurs pelviennes continues avec paroxysmes effrayants aux périodes menstruelles, elles avaient fini par provoquer de violentes attaques d'hystérie.

Cette malade avait déjà subi l'amputation du col de l'utérus et la castration double ; chaque opération avait apporté un soulagement temporaire considérable, mais n'avait pas empêché la malade de ressentir des douleurs atroces, d'avoir des attaques répétées d'hystérie, et, depuis plusieurs mois, ces douleurs et ces crises étaient devenues tellement fréquentes et répétées que la malade était morphiomane et avait la manie du suicide.

L'examen du corps de l'utérus, seule portion restante, montra qu'il était douloureux, enflammé, maintenu en rétroflexion par des adhérences consécutives à une péritonite pelvienne, ce qui expliquait la persistance des douleurs pelviennes, malgré le traitement fait avec le plus grand soin par son médecin ordinaire, le Dr Mazeaux.

Pour obéir à la volonté de notre confrère, ainsi qu'à celle de la malade et de la famille, et pour faire disparaître plus sûrement les douleurs dont l'utérus était manifestement le siège, je n'hésitai pas à pratiquer l'ablation.

Comme le col était absent et que l'orifice du canal utérin pouvait seul servir de point de repère, j'attirai avec des pinces de Museux la portion correspondante au pourtour de cet orifice qui était violacée noirâtre et indurée; je disséquai en arrière, du côté du cul-de-sac du péritoine, que j'ouvris, immédiatement; il n'était séparé de la muqueuse du vagin que par un demi-centimètre d'épaisseur.

J'introduisis par cette voie, deux pinces longues et courbes que je plaçai sur les ligaments larges, puis j'ouvris le cul-de-sac antérieur du péritoine, en rasant la face antérieure du corps de l'organe. Je fis ensuite basculer l'utérus en arrière, en m'aidant des pinces, et j'excisai l'organe entre les pinces.

L'opération avait duré à peine un demi-heure, pendant tout ce temps, une anse d'intestin grêle et l'épiploon étaient sortis par la plaie et avaient dû constamment être refoulés par des éponges montées sur des pinces, pour ne pas les blesser avec le bistouri ou les ciseaux, aussi n'y avait-il pas, en pareil cas, à songer à laisser les pinces en place pour faire l'hémostase définitive. Le mieux était de lier chaque ligament large, de les attirer entre les lèvres de la plaie vaginale et de les comprendre dans des points de suture métallique à anses pour fermer complètement le vagin. Il fallut pendant ce dernier temps de l'opération, redoubler de précautions pour ne pas comprendre l'épiploon et l'intestin dans les sutures.

Pansement avec tampons iodoformés. Les suites ont été très bonnes, la température n'a pas dépassé 37°, et le pouls 80 pulsations.

La malade est partie guérie.

Observation XXIV

Rétroflexion utérine. — Hystérectomie vaginale. — Guérison. — Par **M. Richelot.**

Marie M.., est une femme de 26 ans, que je trouve à l'hôpital Saint-Antoine en prenant le service au mois d'avril 1886. Elle est pâle, exsangue, et demande avec instance une opération qui la débarrasse de ses douleurs et de ses pertes.

La première hémorrhagie grave est survenue à l'âge de 14 ans, la première grossesse deux ans plus tard. Elle a eu cinq enfants et les a nourris; les règles persistaient avec abondance pendant toute la durée de l'allaitement. Il y a deux ans, à la suite de sa dernière couche, elle est entrée à l'hopital Tenon avec des vomissements, des douleurs, de l'amaigrissement et des pertes; elle a souffert pendant trois mois, sans retirer aucun bénéfice des injections sous-cutanées d'ergotine. En février 1885, nouvelle entrée à l'hôpital Tenon pour des hémorrhagies inter-menstruelles extrêmement abondantes; en mai, le sang s'arrête entre les époques, puis revient continuellement à partir du 15 juillet En septembre, à l'hôpital Saint-Antoine, nouvelle et courte intermission; trois pertes en octobre, avec douleurs vives, insomnie et troubles urinaires. Ceux-ci vont en augmentant depuis deux années; la quantité d'urine, fort diminuée, n'atteint jamais un litre; on m'assure qu'il y a eu des jours d'anurie complète. La malade présente, à l'époque de mes premiers examens, des phénomènes d'urémie; vomissements, céphalalgie, troubles visuels. On a diagnostiqué un fibrome de la paroi postérieure: on a fait inutilement des piqûres d'ergotine et, je ne sais pourquoi, des essais de dilatation du col, après quoi les douleurs ont été plus violentes et les hémorrhagies plus graves.

Au mois d'avril 1886, je trouve Marie M..., extrêmement anémiée, teint circux, figure amaigrie ; elle se traîne difficilement, les douleurs sont continuelles et s'exaspèrent à l'approche des hémorrhagies. L'examen ne laisse aucun doute sur l'existence d'une rétroflexion utérine; le corps de la matrice n'est pas senti à l'hypogastre, il est modérément volumineux et forme une tumeur qui remplit le cul-de-sac vaginal postérieur; le col est à sa place et n'offre pas d'altérations importantes; l'organe, dans son ensemble, est assez mobile, et rien ne démontre qu'il soit fixé par des adhérences.

Ayant rejeté après discussion l'opération d'Alexander, M. Richelot dit :

Restait un dernier moyen, l'hystérectomie vaginale. Inutile de dire que la suppression de l'utérus était une bonne manière de supprimer la rétroflexion; voilà pour l'efficacité. Quant à l'innocuité relative, cette *ultima ratio* ne m'effrayait en aucune façon, car je savais déjà à quoi m'en tenir sur sa véritable gravité et sur le meilleur procédé pour la mener à bien. Je n'avais donc ni l'envie d'ouvrir l'abdomen autrement que par les voies naturelles, ni le regret de ne pouvoir me contenter d'une opération franchement bénigne, le raccourcissement des ligaments ronds.

Ainsi fut décidée l'ablation totale de l'utérus, que je pratiquai le 28 avril à l'hôpital Bichat, pendant l'absence de mon ami Terrier. J'étais aidé par notre excellent collègue le professeur L. Thomas (de Tours); MM. les docteurs Cassin (d'Avignon) et de Madec (de Paris), assistaient à l'opération.

L'anesthésie étant faite, la vessie est vidée par le cathétérisme et le vagin lavé par une large irrigation de sublimé au millième. Je saisis le col utérin avec une pince de Museux et l'attire facilement à la vulve; puis j'incise les culs-de-sacs vaginaux circulairement, de manière à dégager la partie inférieure du col. Avec les doigts, je sépare l'utérus de la vessie; le décollement terminé, je vais saisir le cul-de-sac antérieur du péritoine avec une pince, et j'y fais une boutonnière que mes deux index agrandissent largement. Même recherche et ouverture facile du péritoine en arrière, après quoi l'utérus ne tient plus que par les deux ligaments larges.

J'étais arrivé au temps difficile et dangereux de l'opération, celui pour lequel ont été imaginés tant de procédés, ligatures de toutes formes, renversement de l'utérus, etc. ; et je me disposais à appliquer pour la première fois le procédé d'hémostase et de section des ligaments larges que j'ai proposé il y a quelques mois à la Société de chirurgie, c'est-à-dire les pinces longues à pression continue laissées à demeure dans la cavité pelvienne.

J'attaquai d'abord le ligament du côté droit, et l'ayant accroché avec le doigt par son bord supérieur, je le pris assez commodément dans les mors d'une pince longue et courbe sur le champ. Puis, avec des ciseaux, je coupai au ras de l'utérus, qui, entièrement libéré à droite, fut attiré hors de la vulve, ne tenant plus que par le ligament du côté gauche. Il devenait facile de placer une seconde pince sur le second ligament, de le sectionner à son tour sur le bord gauche de l'organe et d'achever l'extirpation. Mais dans ce dernier temps, le ligament fut tiraillé, déchiré à sa partie moyenne, et une artère volumineuse donna du sang, puis une autre, et enfin quelques artérioles perdues sur le bord de la plaie vaginale; je dus placer sur les vaisseaux importants quatre longues pinces à mors droits et deux pinces hémostatiques ordinaires sur les artérioles. Il y avait donc en tout huit pinces : deux courbes volumineuses, quatre droites plus minces, deux petites.

Je fermai la plaie vaginale, entre les pinces, avec deux fils de soie; pratique inutile et que je n'ai pas répétée sur mes autres malades. Enfin, tamponnement du vagin avec la gaze iodoformée; tampons d'ouate iodoformée à l'extérieur, ouate phéniquée, bandage en T. L'opération avait duré une heure dix minutes; sans la déchirure du second ligament large, elle eût été moins longue de moitié.

Je résume les suites en quelques mots. Le soir de l'opération, vomissements répétés, douleurs et plaintes, trois piqûres de morphine. Les douleurs et les vomissements durent encore le 29. Ablation des pinces le 30. Cessation complète des vomissements le 2 mai. Le 3, les tampons sont enlevés; odeur légèrement fétide; trois injections de sublimé par jour. Le 5, la malade commence à s'alimenter, le ventre est souple et indolent. Du 14 au 16, diarrhée avec élévation de température, douleurs lombaires et abdominales. Tout rentre dans l'ordre à partir du 17, et Marie M.., nous quitte bien portante, le 3 juin, pour aller au Vésinet.

La température atteint 39° le jour de l'opération, oscille vers 38° jusqu'au 5 mai, vers 37° jusqu'au 14; puis après les deux jours de diarrhée et de malaise (39°,6 et 39°,8), elle retombe franchement à 37°.

La quantité d'urine, très diminuée avant l'opération, atteint 600 grammes le 29 avril et 1,000 grammes le 30; elle n'a pas été mesurée avant le départ de la malade pour le Vésinet.

Observation XXV

Epithelome utérin propagé au ligament large. — Hystérectomie vaginale. — Succès opératoire. — Par **L.-G. Richelot.**

(Rédigée sur des notes remises par M. le Dr Verchère, chef de clinique à la Pitié.)

Augustine F..., est entrée le 4 mai 1886 à la Pitié, salle Lisfranc, n° 17. C'est une femme de 31 ans, qui a eu cinq enfants et a toujours joui d'une parfaite santé. Le dernier accouchement remonte au mois de juin 1885. Elle vient en mars 1886 à la consultation de la Pitié, se plaignant de quelques douleurs et surtout de pertes rousses. On trouve avec surprise, chez une femme d'aussi belle apparence, un épithélioma du col. A ce moment, elle allaite encore son dernier enfant et n'a point eu son retour de couche.

Au toucher, la tumeur est très irrégulière, déchiquetée, semblant formée d'une série de polypes longs et grêles, implantés sur toute la surface du col utérin. Celui-ci présente, au-dessus des végétations, sa consistance normale. Il est facile de le contourner avec l'indicateur; sur toute la circonférence, il existe entre les tissus malades et les culs-de-sac, une hauteur d'un centimètre au moins.

C'est maintenant qu'il faudrait opérer. Mais la malade rentre chez elle pour faire passer son lait et sevrer son enfant. Revenue le 4 mai, on trouve que la tumeur a fait des progrès considérables; le col est partout envahi, un énorme fongus remplit le vagin; le doigt coutourne avec peine la masse morbide et trouve partout les culs-de-sac, sauf à droite, où le tissu cancéreux paraît se propager davantage. L'ablation totale de l'utérus est possible, mais elle offrira des difficultés, à cause du volume de la tumeur et de l'envahissement d'un cul-de-sac vaginal.

Le 20 mai 1886, je procède à l'opération avec l'aide de mon excellent maître, le professeur Verneuil, sur son avis, je commence par enlever avec une chaîne d'écraseur, la moitié de la tumeur dont le vagin est obstrué; je puis alors saisir le tissu morbide avec les pinces de Museux et abaisser l'utérus, mais dans une faible mesure. Incision circulaire des culs-de-sac vaginaux, décollement de la vessie, ouverture du péritoine en avant et en arrière, difficile à cause du volume de la tumeur que je n'ai pas assez largement réséquée.

Les premiers temps sont terminés, mais l'utérus a toujours peine à descendre. Il arrive à toucher du doigt le bord supérieur du ligament large du côté gauche, attaqué le premier, parce qu'il est souple et sans trace d'envahissement.

La pince courbe est placée; la section au ras de l'utérus est faite assez péniblement; car il faut monter très haut pour atteindre le fond de l'organe.

C'est alors que l'exploration attentive du côté droit nous montre l'impossibilité de placer commodément la pince courbe sur le second ligament large en dépassant les limites de la tumeur. Je me décide à tirer hors de la vulve l'utérus libéré du côté gauche, et à placer à droite, sur le tissu morbide friable et saignant, des pinces de différents modèles, droites et courbes, qui étreignent les parties dans tous les sens, à mesure que je détache l'utérus à coups de ciseaux. L'organe enlevé, il reste six pinces appliquées sur le tissu cancéreux, et qui, j'espère, le feront tomber en détritus; mais il m'est impossible d'affirmer que j'aie dépassé en dehors les limites du mal. Tampons d'iodoforme, ouate aseptique et bandage en T ; l'opération a duré une heure un quart.

Dans la soirée, quelques vomissements et douleurs modérées; Temp. 38°. Cathétérisme, piqûre de morphine, potion de Todd et champagne frappé.

Le 21, vomissements fréquents, Temp. 38°, faciès légèrement grippé, un peu de ballonnement du ventre. Le 22, ablation des pinces. Le 23, la figure est bonne et le ventre n'est pas douloureux.

Jusqu'au 28, les tampons sont entraînés successivement par les lavages au sublimé ; on continue ensuite les irrigations trois fois par jour. L'état général s'améliore franchement et la température oscille de 37° à 38° au maximum. Le 25, on observe un écoulement notable d'urine par le vagin, bien que la vessie en donne toujours au cathétérisme; il est évident qu'une des pinces a pris l'uretère du côté droit.

Du 28 mai au 15 juin, la malade s'alimente et reprend ses forces; l'écoulement d'urine par le vagin continue.

Le 15 juin, on reconnaît par le toucher, que le vagin se termine en cul-de-sac. Tout en haut, vers la droite, on sent dans la paroi quelques nodosités mamelonnées, irrégulières, revêtues de la muqueuse intacte, et au-dessus d'elles une dépression en cul-de-poule, qui paraît être l'orifice anormal de l'uretère. Par le spéculum, on voit un bourgeon rougeâtre, arrondi, non saignant, qui semble former le centre d'une cicatrice étoilée. En déplissant les parois vaginales, on ne peut apercevoir ni les nodosités que le doigt sentait, ni l'orifice par où s'échappe l'urine.

En juillet, les nodosités de la paroi ont augmenté de volume, la muqueuse reste saine, la malade se plaint de quelques douleurs du côté du rectum et d'un peu de gêne pour aller à la selle, mais le toucher rectal ne donne aucun renseignement. Elle quitte l'hôpital, perdant toujours une partie de ses urines et portant un appareil, mais d'ailleurs en très bonne santé.

Observation XXVI (personnelle)

Epithélioma du col de l'utérus. — Hystérectomie vaginale. — Guérison. — Par M. le professeur **Trélat**.

Hélène P..., 47 ans, journalière, entre dans le service de M. Trélat, à la Charité, salle Ste-Catherine, n° 24, le 4 mai 1886.

Pas d'antécédents héréditaires : père mort du choléra ; mère hydropique. Eczéma il y a trois ans, érysipèle l'année dernière. Réglée à 20 ans, menstruation irrégulière. Pas d'enfants.

Jamais de ménorrhagies, jamais de pertes avant le mois de février 1886.

Il y a trois ans, la malade a été prise de pertes peu abondantes, mais continuelles, rouges, sans odeur.

Depuis cette époque, cette femme, qui n'a jamais été très vigoureuse, a maigri notablement ; elle est cependant encore dans un état de santé satisfaisant.

A l'examen, on trouve a tuoucher un col saillant, mamelonné, dur, dont la lèvre antérieure présente le volume d'un petit marron. Il saigne facilement. On introduit la pulpe de l'index dans l'orifice du col et l'on constate que l'utérus est léger, mobile. Les culs-de-sac sont libres en tous points et souples.

Le spéculum confirme les résultats du toucher et fait voir une tumeur végétante, villeuse, propre, d'un rouge blafard, limitée au col de l'utérus. L'hystéromètre donne 7 centimètres. Pas de ganglions inguinaux, les fosses iliaques parfaitement souples paraissent vides.

Rien dans les urines. Le poumon et le cœur sont sains.

M. Trélat fit à plusieurs reprises un examen minutieux de l'utérus et de ses annexes ; il acquit la certitude qu'il avait affaire à un épithélioma du col utérin, exactement limité à la portion vaginale, facile à contourner avec le doigt qui permettait de sentir au-dessus de la tumeur végétante une petite portion circulaire non envahie.

La muqueuse vaginale était absolument indemne et dans les culs-de-sac on ne sentait ni ganglions, ni tuméfaction d'aucun genre.

C'est sur ces données que l'hystérectomie vaginale fut décidée.

L'opération est pratiquée le 26 mai.

Pendant le séjour de la malade dans le service et surtout pendant les derniers jours qui ont précédé l'opération, on a procédé à une antiseptie rigoureuse du vagin : injections boriquées deux fois par jour et trois jours avant qu'on l'opère, deux injections quotidiennes avec la liqueur de Van Swieten, coupée par moitié, avec de l'eau chaude, suivies d'un tamponnement soigneux du vagin avec de minces lanières de gaze iodoformée.

Bain la veille de l'opération.

Le matin même : injection au sublimé et l'on remplit le vagin de gaze à l'iodoforme. La vulve est soigneusement rasée et savonnée, puis lavée au sublimé et recouverte d'une compresse antiseptique. La malade avait été purgée l'avant-veille et avait de bonne heure, le matin de l'opération, pris un grand lavement à la glycérine.

La malade endormie est placée dans lans la position de la taille périnéale ; avant d'opérer, M. Trélat, après avoir enlevé le tamponnement vaginal, fait dans le vagin une abondante irrigation boriquée.

La vulve est dilatée à l'aide du spéculum de Sims et latéralement par des valves métalliques ; on saisit le col avec des pinces de Museux et on l'amène au dehors.

A l'aide du bistouri ordinaire, M. Trélat, incise le cul-de-sac vaginal antérieur, puis poursuit le décollement vésico-utérin tantôt à l'aide d'une spatule mousse, tantôt avec les doigts.

L'opérateur achevait de décoller la vessie avec l'ongle quand tout à coup, il s'échappa un liquide clair et inodore ; on crut être alors dans la cavité péritonéale.

L'incision du cul-de-sac vaginal postérieur et le dégagement du col en arrière, conduits de même, se firent rapidement et avec facilité. L'hémostase n'avait pas présenté de difficulté.

Ceci fait, on essaie de dégager l'utérus, mais cette manœuvre est difficile.

On place alors deux fortes pinces à pression sur les ligaments larges, on détache complètement la matrice et l'utérus libre est enlevé.

L'hémostase assurée, on lave avec une irrigation boriquée et par deux points de suture au catgut, on ferme le fond du vagin.

Les grandes pinces, une de chaque côté, sont laissées à demeure; mais au moment de faire le pansement, voulant s'assurer de l'état de la vessie, M. Trélat introduit une sonde dont le bec vient sortir dans le vagin et on aperçoit une vaste plaie du bas-fond de la vessie. Immédiatement après, nouvelle irrigation et suture par douze points au catgut sur cette plaie vésicale.

On procède au pansement : les pinces sont entourées et le vagin rempli de gaze iodoformée et, sur la vulve, on place une compresse de cette même gaze recouverte de ouate au sublimé et d'une feuille de ouate hydrophile.

La malade portée dans son lit, est couchée, les cuisses un peu fléchies et soutenues par un coussin ; on place dans la vessie une sonde de Sims à laquelle on ajoute un tube en caoutchouc qui se rend dans un récipient entre les jambes de la malade. On fait alors doucement, par petites poussées, une irrigation boriquée tiède dans la vessie et on laisse le siphon amorcé.

La journée est bonne; la sonde fonctionne bien. T. 37°. A cinq heures du soir, nouvelle irrigation boriquée et on change la sonde.

A neuf heures du soir, la malade se trouve mal, elle se plaint de douleurs dans le ventre; quelques vomissements bilieux. L'abdomen un peu ballonné est cependant souple, peu sensible, sauf au niveau de la fosse iliaque droite.

Application d'une couche de collodion et vessie de glace à demeure sur le ventre. Injection de 1 centigr. de morphine. La malade prend un peu de glace. Nouveau lavage boriqué et renouvellement de la sonde.

27 mai. La malade fait, à cinq heures du matin, chercher l'interne. Elle se plaint de douleurs de ventre très vives, cepen-

dant on ne remarque rien de spécial dans l'état local ou général ; les vomissements bilieux, peu abondants persistent. Injection sous-cutanée de 1 centigr. de morphine ; la sonde est changée, on la trouve encrassée. Irrigation vésicale boriquée.

A dix heures, nouveau lavage vésical ; le siphon fonctionne bien, les urines sont sanguinolentes. T. 38°. L'état général de la malade est satisfaisant.

A deux heures, cinq heures, sept heures et minuit : Lavages boriqués et renouvellement de la sonde.

A sept heures : Injectien de 1 centigr. de morphine. T. V. 38°.

Le 28. Nouvelle crise douloureuse vers six heures du matin. On renouvelle la sonde et on trouve l'œil de celle-ci obstrué pa de petits caillots. Lavage boriqué.

La malade n'a pas dormi, les vomissements ont persisté, mais sont peu abondants et rares. Le ventre n'est pas douloureux, le faciès est bon.

Quatre lavages vésicaux dans la journée, celle-ci est bonne, la malade se sent mieux. T. M. 38°,6 ; V. 38°,6.

Injection de 1 centigr. de morphine à dix heures du soir.

Pendant ces deux jours, la malade n'a pris que du bouillon glacé.

Le 29. La malade a un peu dormi ; plus de douleurs ; les vomissements ont cessé. Lavages vésicaux quatre fois par jour. Les pinces à pression sont enlevées et la superficie du pansement renouvelée. T. M. 37°,4 ; V. 38°.

Le 30. Bonne nuit. Les urines s'écoulent facilement mais sont un peu rouges. La malade dort un peu dans la matinée. Quatre lavages boriqués. La malade prend une côtelette.

Le 31. Nuit moins bonne ; la malade avait été fatiguée par les visites qui se sont succédées dans la journée du dimanche.

Premier pansement complet ; on lave soigneusement la cavité vaginale et on tamponne soigneusemeut le vagin avec de la gaze iodoformée. T. M. 37°,2 ; V. 37°. 4 lavages boriqués. On supprime la glace.

1er juin. La malade a un peu souffert dans la nuit. Le pansement quoique renouvelé de la veille sent un peu mauvais, on ne renouvelle les pièces superficielles. 4 lavages boriqués. Les urines ne sont presque plus teintées. T. M. 37°,6; V. 38°,6. Première garde-robe.

Le 2. Bonne nuit; la malade se sent mieux. Les urines sont moins abondantes et moins rouges, elles contiennent quelques grumeaux purulents qui obstruent la sonde et forcent à la renouveler plus souvent.

Le pansement sent manifestement l'urine. La malade mange sans appétit. T. M. 38°,6 ; V. 37°,4.

Le 3. Même état. Lavages boriqués. T. M. 37°,6; V. 38°,4.

Le 4. Quelques petits frissons dans la nuit, les urines ne sont plus rouges mais contiennent un peu de pus.

Deuxième pansement : on ne renouvelle pas le tamponnement iodoformé, mais on place un gros tube dans le vagin par où l'on fait des injections vaginales boriquées.

Journée moins bonne; violentes douleurs dans les reins.

Rien dans les urines. On trouve une petite escarre au sacrum sur laquelle on met un pansement simple.

Lavages vaginaux toutes les deux heures, vésicaux quatre fois par jour. T. M. 37°,4; V. 38°,6.

Le 5. Bonne nuit. T. M, 38° ; V. 39°.

Cependant la langue est bonne, le ventre indolent. La malade perd un peu ses urines. Injections vaginales, lavages vésicaux.

Le 6. Nouveaux petits frissons.

T. V. 48°. On ne trouve cependant rien ni du côté de l'abdomen, ni du côté des poumons qui puisse expliquer cette fièvre.

La malade se plaint de perdre ses urines, il s'en écoule cependant encore par la sonde.

Le 7. Même état. T. M. 38°.

M. Trélat examine soigneusement le vagin avec un spéculum de Sims et enlève une escarre vésicale contenant toute la ligne de suture.

On supprime la sonde à demeure.

Lavages vaginaux. Plusieurs fois par jour : injections boriquées dans la vessie.

T. V. 30 ; douleurs rénales ; rien dans l'urine.

Le 8. La malade se sent bien ; elle demande à manger. T. M. 37°,2 ; V. 30°,4.

Presque toutes les urines s'écoulent par le vagin.

Le 9. T. M. 40° ; V. 38°,7 ; cependant l'état général et local est satisfaisant.

Le 10. Bon état, mais toujours : T. M. 39°,4 ; V. 39°,2. Lavages vaginaux très fréquents.

Le 11 et 12. Rien de particulier.

Le 13. La malade va bien ; elle mange ; température normale.

Le 20. M. Trélat examine la malade au spéculum, et trouve une fistule vésico-vaginale de 3 cent. de longueur environ, à bords rouges et bourgeonnants. La plaie utérine est complètement guérie. On enlève le tube. Simples soins de propreté ?

Le 23. La malade se lève.

Depuis lors tout a bien marché, la malade a repris de l'appétit et commence à engraisser.

L'orifice ou mieux la fistule vésico-vaginale se rétrécit graduellement.

Le 12. Elle n'a plus que 2 cent. de long. Au fond, on aperçoit la muqueuse vésicale rouge et tout autour des plis abondants de muqueuse vaginale qui fournissent de larges ressources pour la réparation opératoire. M. Trélat projetait de faire en juillet cette opération de fistule vésico-vaginale ; mais l'escarre au sacrum n'est pas complètement guérie. Le décubitus dorsal serait douloureux et même dangereux. L'opération devra être renvoyée à deux ou trois mois.

Observation XXVII

Epithéliome utérin. — Hystérectomie vaginale. — Guérison. —
Par L. G. Richelot

(Rédigée sur des notes remises par M. Bonnet, interne à l'hôpital Bichat.)

Louise C..., entrée à l'hôpital Bichat, le 27 mai 1886, est une femme de 33 ans, vigoureuse et bien portante, sans aucun antécédent héréditaire; quatre grossesses normales et accouchements faciles de 20 à 27 ans. Il y a deux ans, quelques troubles utérins passagers; leucorrhée habituelle.

En février dernier survint, au moment de ses règles, et pour la première fois, une métrorrhagie abondante. Depuis cette époque, elle a presque continuellement, dans l'intervalle des règles, un suintement roussâtre et fétide. Elle ne se plaint d'aucune douleur et l'état général est satisfaisant, bien qu'elle affirme avoir maigri et perdu des forces depuis le mois de février.

Le col est volumineux, largement ouvert; les lèvres épaissies, indurées, déjetées en dehors, sont doublées, à leur face interne, d'un tissu noirâtre, bourgeonnant, ulcéré, dont le doigt, introduit difficilement, n'atteint pas la limite supérieure. La face interne du col et les culs-de-sac vaginaux sont indemnes. L'existence d'un épithéliome ayant débuté par la cavité cervicale n'est pas douteuse.

Mon collègue Terrier m'ayant obligeamment prêté son service pour la circonstance, je fais le 11 juin, aidé par lui, l'hystérectomie vaginale. Anesthésie, par M. Rollin, interne du service.

Après l'évacuation de la vessie et l'irrigation du vagin au sublimé, l'utérus est attiré à la vulve à l'aide de deux pinces de Museux. Incision circulaire, avec le bistouri, au niveau de l'insertion du vagin sur le col; séparation de la vessie et de l'utérus, principalement avec le doigt; le cul-de-sac antérieur du péritoine est pincé, ouvert avec les ciseaux puis largement déchiré. En arrière, ouverture de cul-de-sac péritonéal par une manœuvre analogue.

L'utérus ne tenant plus alors que par les ligaments larges, celui du côté droit est accroché par son bord supérieur avec l'index de la main gauche, puis saisi par une longue pince, courbe sur le champ, dont les mors sont introduits dans chacune des deux ouvertures péritonéales, et que je serre au dernier cran. Cela fait, l'insertion du ligament large est coupée au ras de l'utérus avec de longs ciseaux, et l'organe, libéré du côté droit, peut être attiré hors de la vulve. Le ligament large du côté gauche est alors saisi facilement dans les mors d'une seconde pince, la section faite à ciel ouvert, et l'utérus enlevé.

Quelques artères saignant sur les bords de la plaie vaginale, j'y applique cinq pinces longues et droites et je les laisse à demeure avec les deux pinces courbes. L'hémostase étant faite et la région nettoyée avec quelques éponges montées, je place dans le vagin plusieurs tampons de ouate iodoformée; ouate aseptique sur la vulve et bandage en T. L'opération a duré 35 minutes.

Le soir, quelques vomissements bilieux; douleur lombaire et abdominale modérée. Le suintement séro-sanguinolent oblige à renouveler le pansement extérieur. Temp. 37°,6. Champagne et glace; une injection de morphine; cathétérisme. Repos et sommeil pendant la nuit, dans l'intervalle des vomissements.

Le 12, on enlève les pinces droites, mais non les deux pinces courbes des ligaments larges. On laisse deux tampons d'iodoforme, et des injections de bichlorure, trois fois dans la journée, sont faites à l'entrée du vagin.

L'ouate extérieure est à peine souillée le soir; les douleurs sont légères, les vomissements ont disparu. Temp. 38°.

Le 13 et le 14, ablation des deux pinces courbes et des derniers tampons; la température est, le soir à 38°,4. Le 15, l'urine est rendue spontanément; la malade, qui jusqu'ici n'a pris que du lait et des potages, demande à manger. Le 17, l'appétit est bon, les digestions faciles, la température à 37°, la douleur nulle.

Le 25, date correspondant à l'époque des règles, la malade

éprouve quelques douleurs et expulse un petit caillot. Elle se lève le 3 juillet pour la première fois, et nous quitte le 11 en parfait état.

Observation XXVIII (Inédite)

Epithélioma du col et du corps de l'utérus. — Hystérectomie vaginale. — Guérison. — Par M. **Péan.**

Opération le 23 *juin* 1886. — Madame B..., âgée de 55 ans, avait depuis dix-huit mois des métrorrhagies, une leucorrhée fétide et des douleurs intolérables dans la cavité pelvienne.

L'examen montra qu'il y avait dans la paroi postérieure du corps de l'utérus, une tumeur du volume d'un œuf de poule qui paraissait développée dans le corps de l'utérus en rétroflexion et que le col était le siège d'un épithélioma. Il était impossible de savoir d'avance s'il s'agissait d'une tumeur semblable développée dans le corps de l'utérus, il y avait de grandes présomptions en faveur de cette opinion. En raison de la présence de cette tumeur et de la pelvi-péritonite déjà ancienne qui maintenait le corps de l'utérus fixe et immobile dans sa situation, il n'y avait pas d'autre ressource que l'extirpation totale de l'utérus par le vagin.

Je pratiquai cette opération comme d'ordinaire : détachement circulaire du col, ouverture facile et large du cul-de-sac postérieur du péritoine, introduction d'un rétracteur, puis du doigt dans cette séreuse, pincement des deux ligaments larges, attraction du corps de l'utérus en arrière par pivotement, excision de l'utérus.

Pendant le temps de l'opération, l'intestin grêle sortit par la plaie, il aurait pu s'étrangler si je n'avais eu soin de lier en deux moitiés séparées les deux ligaments larges entre les pinces, de les attirer entre les lèvres de la plaie et de fermer celle-ci par huit sutures métalliques au moyen du chasse-fils. Ces anses de fil comprenaient à la fois la tunique vaginale, le péritoine et les ligaments larges.

L'ovaire et la trompe gauche, qui avaient fait saillie pendant l'opération, furent laissés en place parce que les ligaments larges étaient sains. Les suites furent très bénignes. Pas d'élévation de la température, pas de fréquence du pouls. Les fils métalliques furent enlevés comme d'ordinaire vers le quinzième jour. La guérison fut parfaite.

Observation XXIX

Fibromes utérins multiples. — Hystérectomie vaginale. — Guérison. — Par **L.-G. Richelot**

(Rédigée sur des notes remises par M. Bonnet, interne à l'hôpital Bichat).

Juliette B..., entrée à l'hôpital Bichat, le 7 juin 1886, est une femme de 41 ans, qui, mariée à 20 ans, a fait une fausse couche l'année suivante sans cause appréciable, et n'a pas eu de nouvelle grossesse. Depuis 7 ou 8 ans, elle a des douleurs lombaires au moment des règles; depuis 15 mois, les douleurs sont devenues, continuelles; depuis un an, elles règnent le long du sciatique gauche et se sont montrées à droite un ou deux mois plus tard. Elles sont surtout violentes pendant la station debout et rendent la marche presque impossible.

Il y a deux mois, la malade a subi deux pulvérisations de chlorure de méthyle, qui ont un peu diminué la douleur. Les pointes de feu, les vésicatoires sur la région sacrée n'ont servi à rien.

Examinée à l'hôpital St-Antoine, dans le service de M. Landrieux, en mai 1886, la malade est très souffrante et presque paraplégique; mais elle n'a ni métrorrhagies, ni douleurs hypogastriques, et son état général est satisfaisant.

Au toucher, le col utérin a sa direction normale; le corps paraît en rétroflexion prononcée, saillant dans le cul-de-sac postérieur du vagin ; par le rectum, on apprécie mieux sa forme et ses dimensions : il est volumineux, bosselé, comme bourré de petits fibromes. L'utérus est peu mobile et paraît enclavé dans le petit bassin.

Au toucher comme au spéculum, on constate la présence d'une cloison muqueuse verticale, peu développée, insérée sur le col et le divisant en deux parties inégales. Ce cloisonnement incomplet du vagin fait penser à un utérus double; mais, en présence des symptômes et des indications chirurgicales, aucune recherche n'est faite pour élucider ce point d'anatomie.

Les douleurs incessantes, la faiblesse des jambes, la tendance probable de ces tumeurs à augmenter de volume, à s'enclaver de plus en plus, à comprimer les organes voisins, rendent nécessaire une opération radicale. Je fais passer la malade à l'hôpital Bichat, dans le service de mon collègue Terrier, et je fais l'hystérectomie vaginale le 5 juillet, avec l'aide de M. Bonnet, interne du service.

Le cathétérisme, l'irrigation antiseptique, l'abaissement de l'utérus, l'incision circulaire des culs-de-sac vaginaux sont exécutés comme à l'ordinaire. La vessie est décollée facilement, mais le cul-de-sac antérieur du péritoine est très élevé (comme il arrive dans les cas d'utérus bifide) et se dérobe aux recherches. Alors, j'attaque le péritoine en arrière et je l'ouvre bientôt; une pince longue et droite est placée sur la moitié inférieure du ligament large, à droite, de telle façon que l'un de ses mors pénètre dans la déchirure postérieure du péritoine, et l'autre dans l'épaisseur même du ligament qu'il dédouble, puisque le feuillet antérieur de celui-ci n'est pas encore déchiré et ne donne pas accès dans le péritoine. Ce mode d'application de la pince droite suffit pour saisir les vaisseaux contenus entre les deux feuillets, et permet de couper au ras de l'utérus la partie inférieure du ligament. La même manœuvre, répétée de l'autre côté, achève de libérer l'utérus dans une certaine hauteur et permet de l'abaisser davantage, de sorte, que le cul-de-sac antérieur du péritoine se laisse atteindre, ouvrir et déchirer comme dans les cas ordinaires. Les pinces courbes sur le champ sont alors conduites à travers les deux ouvertures péritonéales pour aller saisir chacun des deux ligaments larges ; mais d'abord, il a fallu contourner avec le doigt les petits fibromes qui font saillie en arrière, afin de rompre leurs adhérences au rectum et à l'enceinte pelvienne ; il faut, en outre, pour saisir le ligament, porter les pinces en dehors et contourner les mases fibreuses. Section des ligaments au ras de l'utérus, et ablation. Ces diverses manœuvres ont fait durer l'opération une heure un quart, sans compter sept pinces longues ou courtes que j'ai dû placer sur les bords de la plaie vaginale. Tampons d'ouate iodoformée dans le vagin, ouate phéniquée à l'extérieur, bandage en T.

Trois vomissements bilieux dans la soirée, deux piqûres de morphine, sommeil la nuit, temp. 37°,8. Très léger suintement jusqu'au lendemain matin.

Le 6, on enlève quatre pinces ; il n'y a pas de vomissements, et la douleur abdominale est insignifiante ; la malade urine déjà seule vers le soir. Injection superficielle de sublimé, au devant des tampons.

Le 7, ablation des autres pinces ; la malade est toujours au champagne et au lait. Le 8, plusieurs tampons ont été entraînés par l'injection ; ils n'ont aucune mauvaise odeur. Le 9, les deux derniers tombent ; on en met un à la vulve comme unique pansement, dans l'intervalle des injections. La malade commence à manger ; la température n'a jamais atteint 38°.

Aujourd'hui, 17, Juliette B..., n'a pas encore quitté l'hôpital ; mais elle va très bien et la guérison est acquise.

L'utérus offre deux cavités nettement séparées par une cloison verticale. Le col est double et a deux orifices externes, de chaque côté du cloisonnement vaginal. Le corps est incliné par le poids des tumeurs fibreuses, celles-ci, développées sous la péritoine, forment deux groupes latéraux, accolés sur la ligne médiane et saillants en arrière. L'ensemble de l'organe a les dimensions d'un petit poing d'adulte.

Observation XXX (Inédite)

Epithélioma du corps de l'utérus. — Petits kystes de l'ovaire et de la trompe droite. — Hystérectomie vaginale. — Guérison. — Par **M. Péan.**

Opération, le 6 juillet 1886. — Madame L..., âgée de 26 ans couturière à Londres.

Réglée à 14 ans et demi. S'est mariée à 20 ans, elle a deux enfants : un petit garçon de trois ans et une petite fille de quatre ans.

Il y a cinq ans, elle fut prise de douleurs pelviennes si violentes, qu'elle ne pouvait plus se tenir debout, ces douleurs provoquaient des attaques de nerfs.

Elle habitait, dit-elle, un logement malsain, et elle avait eu à plusieurs reprises des accès de fièvre intermittente, quand elle se présenta dernièrement à nous à l'hôpital, elle était épuisée par des métrorrhagies fréquentes, des douleurs intolérables et un écoulement fétide abondant ; elle offrait une grande pâleur de la face, une teinte cachectique et la fièvre était continue.

Au toucher, le col de l'utérus paraissait normal, mais le corps était volumineux, déformé, adhérent par sa face postérieure à une masse kystique qui semblait constituée, soit par une pelvi-péritonite enkystée, soit par un petit kyste de l'ovaire ou de la trompe.

En présence des symptômes observés, il fut convenu avec la malade, la famille et le confrère qui nous l'avait adressée que nous ferions l'incision exploratrice du cul-de-sac postérieur du vagin pour rechercher quelle était la nature de la tumeur accolée à la face postérieure de l'utérus, pour l'enlever au besoin, et que nous ferions l'incision du col et du corps de l'utérus pour voir si l'intérieur de cet organe était ou non le siège d'une dégénérescence épithéliale.

Après avoir détaché le col de l'utérus par une incision circulaire, nous vîmes, en ouvrant le cul-de-sac postérieur du péritoine, s'écouler environ un demi-verre d'un liquide clair, légèrement visqueux, ressemblant à du liquide ascitique, puis aussitôt une masse d'épiploon sortit par la plaie, je la réfoulai avec une éponge montée sur une pince et j'explorai la face postérieure de l'utérus, les ligaments larges et les ovaires.

Je reconnus facilement que le corps de l'utérus était un peu déformé et plus volumineux qu'à l'état normal, derrière lui, je sentis l'épiploon en partie mobile, en partie adhérent; la procidence de plusieurs anses d'intestin grêle, gênait l'exploration, de sorte que j'eus quelque peine à découvrir les trompes et les ovaires. Tout à coup, j'introduisis le doigt dans une poche isolée, circonscrite, dont la cavité aurait contenu une orange et qui avait d'abord passé inaperçue, parce que sa consistance ne différait pas de celle des intestins voisins. Je reconnus alors que cette poche était adhérente au cul-de-sac de Douglas et qu'elle avait été vidée quand celui-ci avait été ouvert. Je l'attirai avec des pinces et je vis que le reste de l'ovaire droit qui la portait était le siège d'une petite masse kystique aréolaire, j'en profitai pour mettre des pinces au-dessous de cet ovaire et de sa trompe et pour les réséquer. Je plaçai ensuite des pinces sur les deux ligaments larges, j'incisai latéralement le col et le corps de l'utérus, je vis que ce dernier était aussi envahi, je fis alors basculer l'utérus en arrière et je l'excisai.

Je vis sur l'ovaire et l'utérus enflammés des traces de pelvi-péritonite ancienne qui avait déterminé l'adhérence d'une portion d'épiploon au fond du bassin et qui facilitait la hernie de la portion restée libre.

Voyant cela, je n'hésitai pas à lier le pédicule de l'ovaire, la base de chacun des ligaments larges, à les attirer entre les lèvres de la plaie et à suturer le tout comme à l'ordinaire.

L'examen de la pièce montra qu'outre les traces d'inflammation l'ovaire et la trompe droites étaient kystiques, celle-ci était oblitérée et portait à son extrémité libre un kyste séreux du volume d'une noisette. L'épithélioma avait envahi la muqueuse du corps de l'utérus et toute la portion adjacente de la tunique musculaire était ramollie, blanchâtre, vasculaire, doublée d'épaisseur.

Les suites de l'opération furent bénignes. Pas de fièvre, pas d'accident à noter.

La guérison fut rapide et complète.

PROCÉDÉ DE M. PÉAN

Le procédé mis en usage par M. Péan, dans ses six dernières opérations offrant quelques particularités, demande à être décrit.

La malade est couchée sur le côté gauche, dans la position de la fistule vésico-vaginale (1).

Après les soins de propreté ordinaire, le vagin est écarté à l'aide de valves dont la forme et les dimensions sont intermédiaires à celles de Jobert et de Sims.

Le col de l'utérus est saisi et abaissé avec des pinces; s'il est sain, M. Pean le coupe en deux moitiés par deux incisions latérales, de façon qu'il a deux sortes de languettes solides sur chacune desquelles il applique une pince à traction.

Ceci fait, il incise circulairement le vagin sur tout le pourtour du col de l'utérus en se rapprochant le plus possible de cet organe, il détache à l'aide d'instruments mousses ou avec les doigts, tous les tissus qui recouvrent le col jusqu'au péritoine en avant et en arrière et à travers la partie inférieure des ligaments larges sur les côtés.

Le péritoine est ouvert en arrière d'abord, puis en avant.

(1) Ne pas l'oublier dans le cours de la lecture.

Il explore ensuite l'utérus et tout ce qui s'y rattache, et toutes les fois que c'est possible, il accroche avec le doigt le fond de l'utérus qu'il fait basculer en arrière et de façon à amener l'organe à la vulve. Les ligaments larges ont subi alors une torsion d'un demi-tour et l'utérus vient s'appliquer transversalement contre la vulve, le fond en arrière, le col en avant (la femme est dans la position de la fistule vésico-vaginale).

Les ligaments larges sont saisis avec une ou plusieurs pinces appropriées, leur ligature est faite en commençant par le supérieur.

Il coupe entre les pinces et applique deux ligatures sur chaque ligament large.

Si le mouvement de bascule de l'utérus est impossible, s'il est difficile de lier tout ou partie des ligaments larges, ou s'il le juge à propos, il laisse les pinces à pression en place de 12 à 36 heures.

Dans les cas de fibromes interstitiels ou sous-muqueux, l'incision de l'épaisseur de l'organe déjà commencée sur les parties latérales du col est prolongée sur toute la hauteur de l'organe qui se trouve ainsi partagé en deux moitiés. Grâce à ces incisions latérales et à d'autres faites dans le tissu utérin, s'il en est besoin, il enuclée les petits fibromes, puis il enlève ensuite l'utérus qui leur formait une coque.

S'il y a nécessité, les ovaires et les trompes sont excisés après ligature. L'utérus est enlevé et les ligaments larges liés.

M. Péan qui a vu assez souvent l'intestin et le péritoine sortir par la plaie, ferme toujours l'ouverture vagino-péritonéale par 10 à 20 points de suture avec fil métallique qu'il passe au moyen de son chasse-fil. Chaque point de suture traverse les deux moignons des ligaments larges et les deux bords de l'incision vaginale qui sont rapprochés dans le sens vertical. Ces points de suture outre qu'ils ferment complètement la cavité péritonéal ont encore l'avantage d'assurer l'hémostase du côté des artères et veines vaginales.

Enfin, lavage antiseptique du vagin qu'il laisse vide.

Les fils métalliques sont enlevés du 12e au 15e jour. Ils entraînent ordinairement avec eux les ligatures placées sur les ligaments larges.

DESCRIPTION DU MANUEL OPÉRATOIRE EN LAISSANT LES PINCES LONGUES A DEMEURE DANS LA CAVITÉ PELVIENNE PAR M. RICHELOT.

a) La malade, préparée depuis quelques jours par des irrigations vaginales, est placée en travers sur son lit, le bassin légèrement élevé ; deux aides maintiennent les cuisses fléchies vers l'abdomen ; le chirurgien procède au cathétérisme et fait une injection de sublimé.

b) Deux écarteurs coudés à lame étroite étant placés latéralement, l'opérateur déprime la fourchette avec un ou deux doigts de la main gauche, et introduit une pince de Museux qui va saisir le col ; pour le tenir solidement, deux pinces placées côte à côte ne sont pas inutiles. L'utérus est abaissé doucement.

c) Avec un bistouri ordinaire, incision du cul-de-sac

vaginal antérieur. Ne la faites pas trop haut, de peur de toucher la vessie. Continuez l'incision circulairement autour du col, incliné puis relevé à l'aide des pinces de Museux. Les deux écarteurs à lame étroite suivent les mouvements de l'opérateur, et sont presque toujours suffisants; une valve de Sims, qui donne beaucoup de jour sur un point, mais qui tire sur les parties voisines et empêche de voir l'ensemble, est rarement nécessaire. Le tranchant du bistouri, toujours perpendiculaire à la surface de l'utérus, détache entièrement la paroi vaginale, sectionne les brides celluleuses et dégage le col.

d) Les doigts suffisent d'ordinaire pour décoller rapidement la vessie; ils atteignent le fond de l'utérus et sentent le cul-de-sac péritonéal tendu au fond de la plaie. Il faut alors soulever la vessie avec l'index de la main gauche, conduire une pince au ras de l'utérus, saisir et attirer le péritoine, y faire une boutonnière avec le bistouri ou les ciseaux. Puis les deux index, introduits dans la boutonnière, le déchirent largement; une éponge montée est placée dans l'ouverture béante.

e) En arrière, la manœuvre est beaucoup plus facile. En coupant vers l'utérus, on atteint vite le cul-de-sac péritonéal et souvent on l'ouvre sans l'avoir prévu; en tous cas, le rectum est plus loin du bistouri que ne l'était la vessie tout à l'heure. La boutonnière faite et largement déchirée, on place une éponge montée comme devant; l'utérus ne tient plus que par les ligaments larges.

Tous les temps qui précèdent ont pu être exécutés rapidement; celui qui reste, long et pénible dans les anciens procédés, ne nous demandera ni plus de patience ni plus de peine.

f) Supposons d'abord que le cas est facile; c'est-à-dire que l'utérus descend volontiers. Après avoir complété, s'il y a lieu, par quelques coups de bistouri à droite et à gauche, le dégagement du col, j'introduis l'index de la main gauche en avant de l'utérus et j'accroche le bord supérieur d'un ligament large; puis, prenant la pince longue et courbe sur le champ (1), j'introduis un mors dans la déchirure postérieure du péritoine et l'autre dans la déchirure antérieure. Le ligament se trouve ainsi embrassé; je pousse de bas en haut, et mon doigt placé en crochet m'indique si l'extrémité de la pince a dépassé le bord supérieur; alors je serre au dernier cran, je coupe au ras de l'utérus, et j'attire l'organe au dehors. Le pincement et la section du second ligament large se fond à ciel ouvert.

Si, au contraire, l'utérus ne veut pas descendre, les premiers temps n'en sont pas notablement modifiés, mais le traitement des ligaments larges offre des difficultés nouvelles. Dans ce cas, les parties latérales du col étant bien dégagées, au lieu d'aller chercher le bord supérieur du ligament, peu accessible, je propose de saisir d'abord avec une pince droite sa moitié inférieure. Les mors de cette pince un peu moins longue et moins puissante que la courbe sont introduits de la même façon; puis on coupe

(1) *Courbe sur le champ* veut dire que, les anneaux étant placés de champ, dans la position naturelle de la main qui coupe avec des ciseaux, l'instrument regarde le chirurgien par sa concavité. Les ciseaux courbes dont nous nous servons journellement sont *courbes sur le plat.*

au ras de l'utérus dans la hauteur de la pince. L'organe ainsi libéré à droite et à gauche, dans une grande étendue, se laisse attirer avec moins d'efforts, il devient aisé de placer d'autres pinces au niveau de ses cornes.

Quand on a procédé de la sorte, et je l'ai fait chez ma dernière opérée, on laisse dans la plaie au moins quatre pinces ; on n'en laisserait que deux si on étreignait les ligaments d'un seul coup. Mais il faut toujours s'attendre à en laisser davantage, hémostatiques ordinaires, longues, droites ou courbes, car des vaisseaux peuvent saigner, avant ou après l'ablation de l'utérus, sur la section du vagin ou dans le tissu cellulaire. J'ai placé huit pinces chez Marie M..., à peu près autant chez les suivantes.

Vous remarquerez, Messieurs, que je n'ai fait mention d'aucun des appareils spéciaux, lits mécaniques, pinces de Museux modifiées, endoceps, bistouris extraordinaires que certains auteurs recommandent. Je ne refuse, bien entendu, aucun progrès de ce genre ; mais je n'ai pas eu jusqu'ici à les mettre à l'épreuve, et j'ai tenu à décrire l'opération dans ses termes les plus simples.

Tout n'est pas fini. Que faire de la plaie vaginale, et quel pansement choisir ? Dans mon premier cas, où j'ai fait usage des ligatures, j'ai suturé le vagin sur la ligne médiane et placé un tube à chacun des angles de la plaie ; chez Marie M..., j'ai suturé entre les pinces, qui faisaient l'office de drains pendant quarante-huit heures. Mais il est difficile de manœuvrer à cette profondeur au milieu des pinces, et d'ailleurs c'est parfaitement inutile ; la plaie doit rester béante, et la cavité vaginale se remplit mollement avec des tampons d'ouate iodoformée. Puis la malade est placée commodément dans son lit ; les pinces sont entourées d'ouate et bien soutenues entre les jambes un peu fléchies.

J'ai toujours retiré les pinces au bout de quarante-huit heures ; mais on pourrait le faire dès le second jour. D'ailleurs tout reste en place, et la malade n'est pas dérangée.

Il n'est pas question de faire, pendant les premiers jours, des irrigations qui pourraient entrer largement dans le péritoine. On les commence un peu plus tard, les tampons enlevés, quand les parties profondes se sont rétractées spontanément; au début, l'injection n'est qu'un lavage de l'entrée du vagin. L'iodoforme est ici un merveilleux antiseptique; les premiers tampons peuvent rester six à huit jours, un peu moins s'il y a quelque odeur; pendant ce temps, la malade est sondée régulièrement. Quand on a commencé les irrigations de sublimé au millième (de trois à cinq par jour), le pansement consiste en un tampon iodoformé placé mollement à l'entrée du vagin, ouate aseptique et bandage en T. Ainsi traitées, les malades ont d'abord quelques douleurs, des vomissements réflexes et une très légère élévation thermique ; au bout de huit jours, elles sont bien portantes et peuvent se lever à la fin de la troisième semaine.

OPÉRATION — SES TEMPS — SES ACCIDENTS

La malade est préparée à l'opération plusieurs jours à l'avance, l'antisepsie du vagin doit être préalable et immédiate. Huit jours avant la date fixée, on tiendra le vagin dans le plus grand état de propreté possible au moyen de bains et surtout d'injections locales antiseptiques. Dès l'avant-veille, on devra remplir le vagin de gaze iodoformée qu'on changera chaque jour. On évitera de faire des irrigations vaginales avec la liqueur de Van Swieten pure qui est souvent mal supportée par le vagin.

On n'oubliera pas d'administrer un purgatif l'avant-veille et un lavement le matin même de l'opération.

La malade, les jambes et les cuisses enveloppées d'ouate, le tronc entouré de linges chauds est placée sur la table d'opération dans la position de la taille périnéale, les cuisses sont tenues écartées par deux aides.

On vide la vessie et on fait un dernier lavage antiseptique du vagin.

Les procédés opératoires généralement en usage ayant été décrits soit avec les observations, soit à part, nous n'y reviendrons pas, mais il nous a semblé utile de reprendre en détail chaque temps de l'opération et d'indiquer les difficultés et les complications qui peuvent survenir à chacun d'eux.

1er *Temps :* dilatation de la vulve et du vagin.

Si on a affaire à un anneau vulvaire et à un vagin étroits, comme cela peut se rencontrer chez les femmes qui n'ont pas eu d'enfants, ou quelquefois chez les femmes âgées, on fera bien de les dilater à l'aide des dilatateurs en caoutchouc durci. Ou bien si la difficulté n'a pas été prévue et que la résistance ne cède pas à la traction avec les doigts introduits dans la vulve, on peut faire la dilatation immédiate avec le spéculum à dilatation anale de M. le professeur Trélat, ou pratiquer une incision périnéale. Sans prétendre faire de la dilatation de la vulve et du vagin un temps spécial de l'opération, il n'en est pas moins vrai qu'il est des cas ou elle fait une difficulté réelle, et M. Terrier, dans sa troisième observation dit : « Je dilatai la vulve, ce qui ne fut pas facile, les tissus étant fort résistants et la malade n'ayant jamais eu d'enfants. Cette étroitesse de la vulve accrut beaucoup les difficultés de l'opération. »

Récamier et Roux ont d'ailleurs eu déjà recours à l'incision du périnée,

2e *Temps :* Abaissement de l'utérus. La vulve étant maintenue béante à l'aide des valves plates et du spéculum de Sims ou de M. le professeur Hergott (de Nancy) on saisit le col avec une ou plusieurs pinces de Museux fixées le plus haut possible, puis on exerce des tractions modérées et continues en bas et en arrière pour amener le col au niveau de la vulve, une pression douce sur le fond de l'utérus peut aider à cet abaissement.

Ici, peuvent surgir des difficultés; le col a été détruit par le néoplasme et il est impossible de prendre sur lui le moindre point d'appui, ou bien il est envahi par des bourgeons friables qui cèdent à la traction; on est alors obligé de recourir à l'endoceps qu'on introduit dans le canal utérin et dont les griffes s'enfoncent dans l'épaisseur de l'organe.

Si le col présente assez de résistance, on pourra le traverser avec un gros fil de soie qui donnera un excellent moyen de traction.

Il s'est rencontré des cas ou malgré tout, des chirurgiens habiles ont été obligés de renoncer à l'opération, l'abaissement de l'utérus ; ayant été absolument impossible; la première des conditions est donc de déterminer la possibilité d'abaisser l'utérus ; un examen préalable approfondi de l'état de l'utérus et de ses annexes empêchera toute surprise désagréable.

3e *Temps:* Incision du cul-de-sac vaginal antérieur.

L'incision demi-circulaire de la paroi supérieure du vagin doit être faite au point où la muqueuse se réfléchit sur le col pour former le cul-de-sac antérieur. Elle ne présente en général, quand l'utérus est suffisamment abaissé, ni difficulté, ni accident; la seule précaution à prendre est de diriger le bistouri contre le col utérin.

4e *Temps :* Décollement de la vessie. Ce temps est non pas difficile, mais excessivement délicat, il faut bien se garder de se servir d'un instrument tranchant, c'est avec les doigts ou une spatule mousse qu'on séparera la vessie du vagin. Avoir une sonde en permanence dans la vessie ou y introduire l'index gauche par l'urètre préalablement dilaté sera une bonne précaution qui mettra sûrement à l'abri de tout accident. Si l'utérus est fléchi, on aura soin de le ramener à sa direction normale au moyen de l'hystéromètre comme l'a fait M. le professeur Trélat, dans sa première opération.

5e *Temps:* Découverte et incision du cul-de-sac péritonéal antérieur.

La vessie une fois décollée, on aperçoit le cul-de-sac péritonéal qui apparait sous forme d'un petit bourrelet de graisse jaunâtre ou comme une menbrane grisâtre; on y fait une petite ouverture avec des ciseaux, puis on introduit par cet orifice les deux index recourbés en crochet et adossés par leur face convexe, et on déchire le péritoine jusque sur les ligaments latéraux. L'utérus se trouve ainsi libre par sa face antérieure.

6e *Temps :* Incision des culs-de-sac postérieur et latéraux.

L'incision du cul-de-sac postérieur est quelquefois difficile quand la lèvre postérieure du col est très grosse, il faut dans ce cas attirer fortement le col en avant. Elle exige les mêmes précautions que celle du cul-de-sac antérieur; elle doit être faite avec un bistouri dont la lame rasera le col utérin. Cette incision venant rejoindre l'antérieure divisera les culs-de-sac latéraux.

Pour éviter la blessure du rectum, on peut introduire l'index gauche dans son intérieur, ou bien y placer à demeure un instrument mousse de volume suffisant, tel que le gros dilatateur anal par exemple. Cet instrument en permanence dans le rectum, diminue il est vrai, le champ opératoire, mais comme celui-ci est déjà normalement assez étroit pour qu'il soit très difficile si non impossible de voir ce que l'on fait ; il est, pensons-nous bien préférable de pouvoir s'en rapprocher au toucher exclusivement et de savoir toujours exactement où est le rectum et quelle est l'épaisseur des tissus qui séparent le doigt de la paroi rectale.

Deux accidents peuvent se produire pendant l'incision des culs-de-sac latéraux : des hémorrhagies et la blessure de l'uretère. Contre l'hémorrhagie, il est difficile et dangereux d'appliquer des pinces qu'on est obligé de placer presque au hasard, risquant de prendre l'uretère; il vaut mieux la combattre par des injections antiseptiques fortes et par la compression temporaire avec une éponge fine laissée quelque temps en place au fond du conduit. D'ailleurs, on aura grande chance d'éviter cette hémorrhagie en donnant peu de profondeur à l'incision sur les côtés du col. Par l'incision du cul-de-sac postérieur du vagin, on entre presque directement dans la cavité péritonéale puisqu'en arrière, le péritoine recouvre la face postérieure du vagin dans une étendue de deux centimètres environ; il ne peut dont être ici question d'incision du cul-de-sac postérieur du péritoine.

Lorsqu'on a séparé l'utérus de ses attaches avec la vessie et le rectum, il est très souvent impossible de faire basculer l'utérus soit en avant soit en arrière, on est donc obligé de faire *in situ* la ligature de l'un des ligaments larges, c'est le temps le plus difficile et le plus important de l'opération.

7e *Temps :* Ligature du premier ligament large.

L'opérateur introduit l'indicateur par le cul-de-sac postérieur, suit la face postérieure de l'utérus, arrive sur le bord supérieur du ligament large, recourbe l'index en crochet et le fait ressortir par le cul-de-sac antérieur, de telle sorte que le ligament est contenu dans la concavité du doigt. Celui-ci ainsi placé, sert de conducteur à l'aiguille de Cooper avec laquelle on passe un fil destiné à serrer fortement le ligament.

Ou bien l'indicateur est introduit par la plaie antérieure et le pouce par la postérieure de façon à circonscrire le ligament, puis une double anse du fil est portée au milieu de ce ligament avec l'aiguille mousse de Cooper et les quatre chefs sont attirés deux en bas, deux en haut, les anses sont entrecroisées et serrées fortement. Quelquesfois, le fil casse et l'on est obligé de recommencer. Il faut avoir soin de faire la ligature assez loin de l'utérus, au moins à un centimètre.

De quel fil faut-il se servir? On en a employé de toutes sortes, fil de soie, de catgut, fil élastique; celui qui semble préférable, dit M. Terrier, est le bon fil ordinaire rendu antiseptique, il serre plus facilement que le fil de soie.

Malgré toutes ces précautions, quel que soit le lien employé, quelque forte que soit le constriction, qu'on se serve ou non du serre-nœud de Cintrat, il arrive souvent qu'elle est insuffisante à faire l'hémostase et la preuve c'est que chez les deux malades que MM. Terrier et Richelot ont perdues, on a trouvé à l'autopsie que les ligatures du premier ligament large, faites cependant avec le plus grand soin n'étaient pas assez serrées, tandis que celles placées sur le second tenaient bien. Cette insuffisance des premières ligatures est due probablement à l'état de tension du ligament et à l'épaisseur des tissus qu'elles embrassent.

C'est pour faciliter la pose des fils et pour éviter ces accidents, que M. Le Dentu a fait construire une aiguille spéciale ou plutôt un porte-fil.

8e *Temps :* Ligature du second ligament large.

Celle-ci se fait presque à ciel ouvert, puisque l'utérus est complètement libéré d'un côté, aussi est-elle relativement facile, l'hémorrhagie moins à craindre, on peut placer autant de fils que l'on veut.

Pour faire plus à l'aise la ligature des ligaments larges, Simpson (neveu), a imaginé de faire d'abord la ligature en masse des ligaments larges, puis la section sagittale de l'utérus sur la ligne médiane et l'enlèvement des deux moitiés après ligature définitive des ligaments. Ce procédé n'a pas donné de succès entre les mains de son auteur.

Dans une récente communication à l'Académie de Médecine, M. Richelot recommande comme règle générale, dans tous les cas où ce sera possible, de placer sur les ligaments larges de longues pinces à forcipressure qu'on laissera à demeure pendant 24 ou 48 heures, sans placer aucune espèce de ligature sur ces ligaments.

Ce moyen qui n'est qu'une application particulière de la forcipressure, a été employé par M. Péan, le premier, lorsque dans une hystérectomie vaginale faite le 19 juin 1885, il avait éprouvé de la difficulté à lier la partie supérieure des ligaments larges (1); mais il ne le conseille pas comme règle de conduite.

En laissant des pinces à demeure, on supprime d'un coup les deux facteurs de gravité les plus redoutables de l'opération, c'est-à-dire sa longue durée et l'hémorrhagie.

9e *Temps :* Extirpation de l'utérus. Suture du vagin. Pansement.

L'opération est terminée : il ne reste plus qu'à enlever l'utérus. La plupart des chirurgiens français mettent un ou deux points de suture au catgut sur l'orifice postérieur du vagin, font un lavage antiseptique, drainent le

(1) Voir l'observation.

vagin avec deux tubes de caoutchouc introduits dans la cavité péritonéale et le bourrent avec de la gaze iodoformée.

L'extraction de l'utérus ne présente aucune difficulté, le diagnostic de son volume ayant été fait à l'avance. Si par hasard, il était très volumineux, il n'y aurait pas d'inconvénient à le diviser et à le retirer en plusieurs parties.

Si la malade est bien anesthésiée, si on n'a pas extrait des corps plus volumineux qu'un utérus normal, on ne voit ordinairement pas l'intestin sortir par l'ouverture faite au péritoine, qui, d'après M. le professeur Trélat ne présente que deux centimètres et demi à trois centimètres de diamètre. Si l'intestin ou un appendice épiploïque se présente à l'orifice, il n'y a qu'à le réduire et il va de soi que dans ce cas, la suture du vagin est obligatoire.

Les soins consécutifs sont des plus simples : la malade doit rester couchée sur le dos, elle ne doit pas uriner seule, il faut pour les premiers jours au moins, laisser une sonde à demeure dans la vessie ou bien faire le cathétérisme toutes les deux heures. Il faudra aussi éviter que la malade ait des garde-robes les premiers jours, tout effort de sa part pouvant entraîner des accidents.

Les pinces laissées à demeure peuvent être enlevées au bout de vingt-quatre heures, mais si l'on craint des hémorrhagies, il n'y a pas d'inconvénient à les laisser deux jours.

Dans les cas heureux, les tubes sont supprimés au bout de quatre à six jours, ils sont inutiles, puisqu'il n'y a pas d'écoulement d'aucune sorte. La gaze iodoformée qui remplit le vagin est changée deux ou trois fois, puis tout est fini.

L'alimentation de la malade devra être rapide et substantielle.

Si la vessie a été ouverte, il faut en faire la suture et laisser une sonde à demeure dans la vessie, jusqu'à ce qu'il n'y ait plus d'accidents à craindre. Dans ce cas, comme dans celui-ci ou le rectum aura été blessé, il faut surveiller avec grand soin le vagin et ne pas ménager les irrigations pour que la cavité soit toujours dans le plus grand état de propreté possible.

INDICATIONS ET CONTRE-INDICATIONS DE L'OPÉRATION

Au mois d'août 1884, M. Demons, disait à la Société de chirurgie : L'extirpation totale de l'utérus par le vagin peut être proposée pour toute maladie chronique de cet organe : 1° si la maladie menace à coup sûr la vie ; 2° si le chirurgien a la certitude qu'un autre moyen ou une autre opération ne peuvent amener la guérison ; 3° si l'ablation complète des parties malades est possible par cette voie, sans blessure des organes voisins. Si il n'existe aucun état cachectique, aucune maladie mortelle dans un temps donné.

Ces indications sont trop générales, il est préférable de discuter la question de l'ablation totale pour chaque cas en particulier.

C'est pour le cancer de l'utérus que cette opération a

été faite le plus souvent. Ici c'est l'état des annexes et des organes voisins de l'utérus qui devra avant tout décider oui ou non l'ablation totale.

La condition indispensable est de pouvoir tout enlever; pour cela il est nécessaire que le néoplasme soit exclusivement limité à l'utérus, soit au col, soit au corps, que les ligaments larges ne soient pas envahis, que les culs-de-sac soient libres et l'utérus mobile.

Pour s'assurer du diagnostic de toutes ces conditions, l'anesthésie par le chloroforme sera souvent obligatoire; il faut s'aider du spéculum, du toucher vaginal, du toucher rectal et même de l'introduction de la main entière dans le rectum : toutes ces manœuvres doivent être combinées au palper abdominal.

Schroeder donne un bon procédé pour reconnaître l'état des ligaments larges et du corps de l'utérus : il pratique simultanément le toucher vaginal et le toucher rectal, pendant qu'un aide attire l'utérus vers la vulve au moyen d'une pince prenant son point d'appui sur le col : les ligaments larges passent ainsi entre les doigts qui peuvent les explorer.

Lenclavement de l'utérus dans le petit bassin, n'est pas une contre-indication absolue; mais dans ce cas, l'opération sera beaucoup plus longue et plus difficile.

M. le professeur Trélat repousse formellement l'opération, si le néoplasme a envahi le vagin, la cloison recto-vaginale ou les ligaments larges ou les ganglions pelviens, à plus forte raison, s'il s'étend au bas-fond de la vessie ou au rectum. Opérer dans ces cas, dit-il, c'est aller au-devant d'un insuccès opératoire immédiat, ou d'une récidive rapide, souvent même avant la cicatrisation de la plaie. Mieux vaut s'en tenir aux moyens palliatifs ordinaires.

Nous partageons entièrement cette manière de voir.

Tel n'est pas l'avis de M. Terrier (1) qui n'hésitera pas à opérer, tant que l'extirpation de la portion envahie du rectum ou de la vessie, ne sera pas incompatible avec l'existence.

Nous trouvons dans le travail de M. Schwartz, cette opinion de Mikulicz : « tant que l'on regardera la vessie et le rectum comme des noli me tangere, aussi longtemps l'extirpation de l'utérus cancéreux ne donnera pas les résultats désirables ; très souvent, en effet elle sera incomplète. Il ne faut pas craindre d'attaquer franchement le rectum et la vessie qui ne sont pas des organes essentiels à la vie. » Cette audace est de la folie opératoire.

L'épithélioma débutant par la muqueuse du col ou du corps, le sarcome qui envahit généralement le corps plutôt que le col sont évidemment justiciables de l'extirpation totale de l'organe aux conditions que nous avons indiquées.

Quand le cancer est limité au col de l'utérus, quand on saisit l'affection tout au début, faut-il avoir recours à l'amputation de la portion vaginale du col ou à l'extirpation totale de l'organe?

Nous ne nions pas que l'amputation du col soit une opération moins dangereuse que l'ablation totale de

(1) Communication orale.

l'utérus. Mais, si nous envisageons la récidive qu'il faut autant que possible éviter, nous préférons l'extirpation totale. Cette opération, comme nous le verrons plus loin, devient de jour en jour meilleure. Et, qu'on ne vienne pas dire, qu'il n'y a pas de survie sans récidive chez les femmes qui ont subi l'hystérectomie totale pour cancer utérin, une malade de M. Dudon, opérée depuis 48 mois, une malade de M. Trélat et deux de M. Terrier, opérées depuis plus d'un an, ne présentent pas trace de récidive et sont dans un état de santé des plus florissants. Ces considérations ont une valeur encore plus grande, si l'on songe au nombre relativement peu considérable d'hystérectomies totales faites jusqu'à ce jour, et au choix souvent mal fait des malades à opérer. Ces cas sans récidive deviendront beaucoup plus nombreux quand on opèrera au début du mal, le plus tôt possible.

Pourquoi d'ailleurs, vouloir que le cancer de l'utérus fasse exception à cette règle générale admise par tous les chirurgiens : l'extirpation du cancer, quel que soit son siège, en est le meilleur traitement; opérer de bonne heure le plus tôt possible et dépasser les limites reconnaissables du mal.

Nous sommes donc partisan de l'extirpation totale de l'utérus, si petit et si limité que soit l'épithélioma.

Est-il possible de déterminer à l'avance les limites intra-utérines de la tumeur? Voici ce que dit M. Demons : « la forme anatomique du néoplasme peut, d'après Schroeder, donner sur ce point des informations utiles. Par exemple, dans la forme la plus fréquente, le cancroïde de la portion vaginale du col (excroissances en choux-fleurs), la muqueuse n'est pas intéressée ou l'est seulement à la dernière période de la maladie.

Si au contraire le cancroïde atteint d'abord la muqueuse vaginale, il envahit ensuite le tissu cellulaire du bassin, puis le tissu du col et enfin la membrane muqueuse de celui-ci. Une seconde forme est l'encéphaloïde primitif de la muqueuse du col. Il progresse juste en sens inverse, ulcérant d'abord les parois du col, puis celles du corps de l'utérus ; il s'étend relativement tard au-delà du museau de tanche, à la muqueuse du vagin et au tissu cellulaire pelvien. Entre ces deux formes, on peut placer le cancer primitif des parois du col (Squirrhe). Il envahit de bonne heure le corps de l'utérus et le tissu cellulaire du bassin, et intéresse très tard la muqueuse du col. Ainsi, le cancroïde de la portion vaginale du col laisse intacte la muqueuse utérine, tandis que le cancer du col épargne pendant longtemps le tissu cellulaire pelvien. Outre ces formes, on trouve le cancer primitif de la muqueuse du corps ; de là il s'étend au col. »

Quand à l'amputation supra-vaginale du col, nous la rejettons absolument, et voici pourquoi : d'abord quand on fait cette opération, on n'est jamais sûr de dépasser les limites du mal, condition indispensable pour avoir la chance d'éviter la récidive. Et ensuite, les résultats opératoires immédiats qu'elle donne ne sont pas supérieurs à ceux de l'extirpation totale, puisque sur 64 opérations de cette nature, Schroeder a eu 8 morts.

Pour les polypes de l'utérus, on ne sera autorisé à pratiquer l'ablation totale que lorsque tous les autres traitements auront échoué et que l'état de la malade exigera une intervention radicale. Ces cas, bien que rares, n'en existent pas moins.

C'est la kolpohystérectomie qu'on devra choisir pour les petits corps fibreux interstitiels, sous-muqueux et même sous-péritonéaux, lorsque les symptômes qu'ils occasionnent, les hémorrhagies surtout, menacent la vie.

La laparatomie abdominale n'est pas comparable à la kolpohystérectomie, nous n'avons pas besoin d'insister sur ce point, les faits prouvent assez que le péritoine tolère mieux d'être ouvert par le vagin que par l'abdomen. Nous ajoutons qu'on peut, grâce au morcellement, extraire par le vagin, des corps fibreux du volume d'une tête de fœtus.

Les affections chroniques non malignes de l'utérus, les déviations utérines exigeront rarement l'ablation de l'organe; cependant, si celle-ci devenait nécessaire, il faudrait y avoir recours sans hésiter.

Dans les cas d'inversion irréductible de l'utérus, s'il y a lieu d'intervenir, nous pensons que l'ablation par le bistouri est préférable, elle n'offre pas plus de danger que les moyens ordinaires, la ligature, l'écraseur, etc.

Le simple prolapsus ne réclame jamais une intervention aussi radicale.

Enfin, nous avons assisté à une hystérectomie vaginale faite récemment par M. Péan, pour un cas d'oblitération complète du canal utérin. Le col avait été amputé, plusieurs tentatives faites à l'étranger pour rétablir l'orifice du canal avaient échoué et avaient mis la malade dans un état alarmant.

DES CAUSES DE MORT DANS L'ABLATION TOTALE DE L'UTÉRUS PAR LE VAGIN

Les causes de mort inhérentes à l'opération se réduisent à trois : le choc ou collapsus, l'hémorrhagie et la péritonite.

Le choc est d'autant plus redoutable, que l'anesthésie est plus prolongée et le malade plus faible. Aussi si l'on a affaire à une malade très affaiblie et que l'intervention ne soit pas urgente, il sera sage de relever d'abord les forces de la malade par une bonne alimentation et les toniques.

Nous ne reviendrons pas sur les moyens d'éviter l'hémorrhagie. Le pincement préalable des ligaments larges avec des pinces droites ou courbes qu'on laissera à demeure, pendant un temps variable de 24 à 36 heures, rendra de très grands services toutes les fois qu'il pourra être employé. Il dispensera des ligatures, il assurera l'hémostase et il réduira de beaucoup le temps de l'opération. Si l'on s'entoure de toutes les précautions nécessaires, l'hémorrhagie n'est vraiment pas à craindre.

Quant à la péritonite, elle est déjà rare, comme le prouvent nos observations, elle le deviendra encore plus avec le perfectionnement des procédés opératoires.

VALEUR APPARENTE ET VALEUR RÉELLE DE L'OPÉRATION

Nous avons publié toutes les observations d'hystérectomie vaginale que nous avons pu recueillir, le nombre s'élève à trente. Il en est d'autres que nous n'avons pu nous procurer, mais nous en connaissons les résultats : une opérée de Gillette, mort; deux de M. Marchand, deux morts ; une de M. Demons (de Bordeaux), guérison ; une de M. Polaillon, guérison ; deux de M. Terrier, deux guérisons ; une de M. Labbé, une guérison ; une de M. Buffet (d'Elbeuf), guérison ; cette dernière observation est publiée dans la *Gazette des Hôpitaux* du 13 juillet dernier ; sept de M. Bouilly, cinq guérisons et deux morts ; deux de M. Pozzi, une guérison et une mort ; les pièces de cette dernière ont été présentées à la Société de chirurgie. L'examen histologique pratiqué depuis au Collège de France, a montré qu'il s'agissait non d'une métrite hémorrhagique, comme l'avait cru M. Pozzi, l'opération faite, mais d'un cancer villeux (adénome malin) de la muqueuse du corps, et vérifiait le diagnostic clinique qu'avait paru infirmer l'examen macroscopique de l'utérus.

En résumé, nous connaissons 48 opérations ayant donné 33 guérisons et 15 morts. Ce qui fait 31,25 0/0 de morts. Tel est le bilan du plus grand nombre des hystérectomies vaginales faites en France.

Mais 31, 25 0/0 de morts est une valeur arithmétique, une valeur apparente, toute autre est la valeur réelle et c'est la seule que nous devons prendre en considération. Aujourd'hui que le manuel opératoire se perfectionne, devient mieux connu, aujourd'hui que cette opération n'est plus nouvelle pour beaucoup de chirurgiens, elle donne de très bons résultats, nous n'en voulons d'autre preuve que celle-ci : les dix dernières opérations que nous connaissons ne donnent pas un décès.

Et, dans un avenir très prochain, le succès sera à son apogée, alors que le diagnostic des cas opérables sera plus minutieusement fait, alors que la péritonite sera la seule cause de mort à redouter, les échecs opératoires se compteront et l'hystérectomie vaginale sera une excellente opération.

CONCLUSIONS

1° L'extirpation totale de l'utérus par la voie vaginale est bien préférable à l'extirpation par la voie abdominale;

2° C'est aujourd'hui déjà une bonne opération; elle devient de jour en jour meilleure;

3° Elle est applicable surtout au cancer de l'utérus; nous sommes partisan de l'extirpation hâtive et complète, au début même de l'affection;

4° Nous repoussons l'opération, si le vagin, la vessie ou le rectum sont atteints par le néoplasme.

INDEX BIBLIOGRAPHIQUE

RÉCAMIER. — Recherches sur le traitement du cancer. Paris, 1829.

C. TARRAL — Mémoire sur l'ablation de l'utérus. Paris, 1829.

GENDRIN. — Mémoire sur l'ablation de l'utérus. Paris, 1829.

Journal de médecine, 1829.

DUPARCQUE. — Traité théorique et pratique sur les altérations organiques, simples et cancéreuses de la matrice. Paris, 1835.

LISFRANC. — Maladies de l'utérus. Paris, 1836.

VELPEAU. — Nouveaux éléments de médecine opératoire. Paris. 1839.

SÉDILLOT. — Traité de médecine opératoire. Paris, 1846.

MARJOLIN. — Art. Cancer, Dict. en 30 vol.

AZAN. — Leçons cliniques sur les maladies de l'utérus et de ses annexes. Paris, 1858.

NÉLATON. — Eléments de pathologie chirurgicale. Paris, 1859

A. GUÉRIN — Eléments de chirurgie opératoire. Paris, 1874.

BASTIEN et LEGENDRE. — Bullet. de la Société de chirurgie, t. II, 1859.

COUDEREAU. — Tribune médicale, p. 547, 1874-75.

FUSIER. — Essai sur le diagnostic et le traitement du cancer utérin. Th., Paris, 1876.

PICQUÉ. — Th. agrégat., 1880.

TERRIER. — Bullet. de l'Académie de médecine, 1881.

SCHWARTZ — Revue de chirurgie, 1882.

POLAILLON. — Annales de gynécologie, juillet 1882.

DEMONS. — Arch. génér. de médecine, septembre 1883.

Revue de chirurgie, juillet 1884.

DEMONS. — Revue de chirurgie, août 1884.

DOCHE. — De l'extirpation totale de l'utérus par le vagin dans les cas de cancer. Th., Bordeaux, 1884.

TRÉLAT. — Bullet. Acad. de médecine, 1885.

LE DENTU. — Bullet. de la Soc. chirurgie, 1885.

Bulletins de la Société de chirurgie, 1885 et 1886.

PÉAN. — De l'intervention chirurgicale dans les petites tumeurs de l'ovaire et de l'utérus (Extrait du tome IV des Leçons de clinique chirurgicale). Paris, 1885.

PÉAN. — Gaz. des hôpitaux, 2 juillet 1885 et 6 juillet 1886.

Revue des sciences médicales, t. XXV. Paris, 1885.

HERRCOTT (de Nancy). — Extirpation de la matrice. Esquisse historique : opération princeps de Sautez. Paris, 1885.

RICHELOT. — Union médicale, juillet 1886.

TABLE DES MATIÈRES

HAVRE. — IMPRIMERIE DU COMMERCE, 3, RUE DE LA BOURSE

A LA MÊME LIBRAIRIE

HAVRE. — IMPRIMERIE DU COMMERCE, 3, RUE DE LA BOURSE.

www.ingramcontent.com/pod-product-compliance
Ingram Content Group UK Ltd.
Pitfield, Milton Keynes, MK11 3LW, UK
UKHW021056200726
13857UKWH00003B/955